U0394834

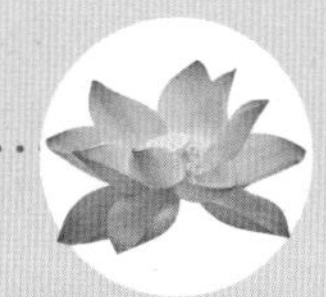

中医瑜伽调百病

文道／主编

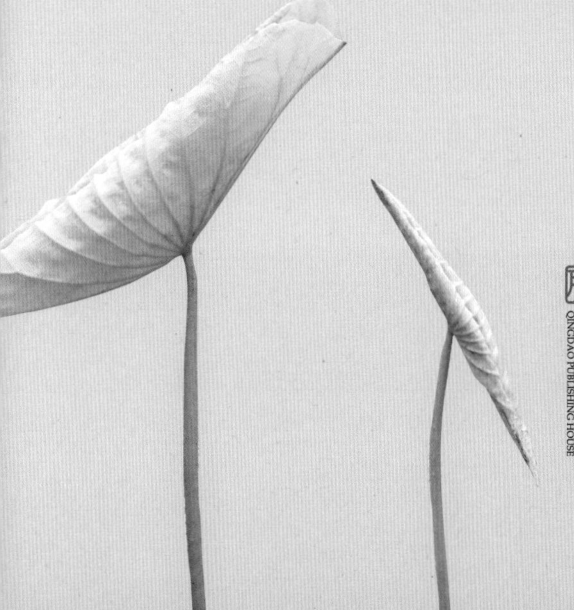

青岛出版社
QINGDAO PUBLISHING HOUSE

图书在版编目（CIP）数据

中医瑜伽调百病 / 文道主编. –青岛 : 青岛出版社, 2015.8

ISBN 978-7-5552-2357-3

Ⅰ.①中… Ⅱ.①文… Ⅲ.①导引-养生（中医）- 基本知识 Ⅳ.①R212

中国版本图书馆CIP数据核字(2015)第130906号

中医瑜伽调百病

Zhongyi yujia tiao baibing

书　　名 中医瑜伽调百病

主　　编 文　道

编　　委 周志华　嵇　然　朱翼翔　罗海英　龙德霖　王剑雲　嵇复宾　应献军　王建中　王　妍　杨莉蘋　刘瑞兵　吴大海　朱久洵　王梓新　张沁雨　朱翼军　王苏莉　赵　红　万玉芳　罗　冰　刘际文　李　俊　席彦如　朱久清　张　军　刘　畅　张　冉　王凤英　朱剑虹　陈　敏　周寒影

出版发行 青岛出版社

社　　址 青岛市海尔路182号（266061）

本社网址 http://www.qdpub.com

邮购电话 13335059110　0532- 68068026

责任编辑 刘晓艳

封面设计 祝玉华

摄　　影 刘志刚　刘　计　张　泉　高玉德

插　　图 孙永显　毕晓郁　虫　鬼　王　梓

制　　版 青岛艺鑫制版印刷有限公司

印　　刷 青岛乐喜力科技发展有限公司

出版日期 2015年8月第1版　2020年5月第1版第7次印刷

开　　本 16开（710毫米 × 1000毫米）

印　　张 14.5

字　　数 150千

印　　数 24001—26000

书　　号 ISBN 978-7-5552-2357-3

定　　价 39.00元

编校印装质量、盗版监督服务电话：4006532017　0532-68068638

本书建议陈列类别：中医保健

前言

自江苏卫视《万家灯火》“中医瑜伽保健康”的系列节目播出之后，“文道瑜伽导引法”便开始被大家习惯性地称为“中医瑜伽”，这个光荣的“名号”我非常乐意接受。

为什么？

“中医瑜伽”它并不是一个为了作秀而牵强附会所浪得的虚名，自从瑜伽被“引进”中国十几年的时间里，其误区是越陷越深，离瑜伽的宗旨和原理是渐行渐远，着实令人扼腕，再继续如此认识瑜伽、习练瑜伽，非但不能从瑜伽中获益，反之，错误瑜伽所带给人们的伤害（而且是身心双重伤害）必将是注定的。

或许有人会不理解，这瑜伽的本土不是印度吗？跟咱们的中医有什么关系呢？

或许更多的人心中尚有疑问——瑜伽不就是一个用来锻炼身体的健身方式吗？何以敢说它能够调治百病呢？

这两个疑问，其实都缘于我们对于传统瑜伽的了解尚有很大欠缺，对于瑜伽将契合现代人身心状况的预期还缺乏认知。

瑜伽，撇开它的伟大之处、哲学理论暂且不论，最低程度它也是建立在东方医学基础上的东方修炼术，而作为东方传统医学中最伟大、根基最深的中医，以及中医几千年完备的理论体系，若不能作为瑜伽这门东方修炼术的理论根基，请问：如今即便是在印度，又有谁还能找出其他任何一种比中医更为强大的理论根基和流传千年的“临证”作为经验，来支撑这一东方修炼术呢？

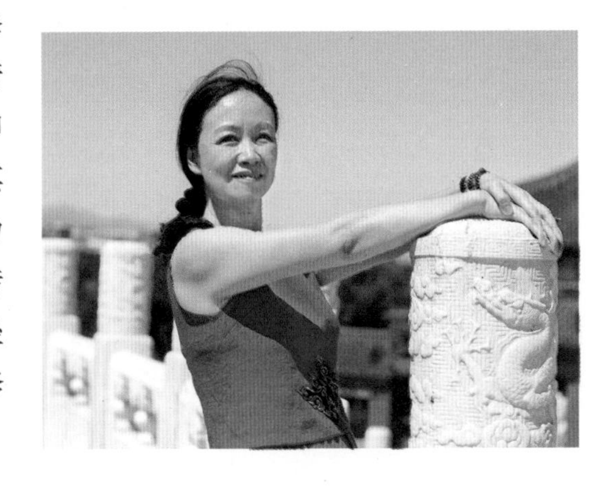

况且，最重要的一条——它们本为同根所生。传统瑜伽与中国古代导引术本就是一脉相承的，而导引术本就是古代中医的“六大技法”（砭、针、灸、药、按跷、导引）之一，并且在隋朝巢元方所著的史上第一部病源与证候学的书籍《诸病源候论》中，就运用了大量的“导引方”来医治疾病，并被医界誉为“集数千年医学气功成就之大成”。

有什么理由说瑜伽可以调“百病”呢？

首先，瑜伽的很多功法，是通过调节人体“紊乱的气”作为纽带，来达到牵动、调节、平衡身心的一种修炼方法。而中医呢？稍懂得一些中医基础理论的人，都应该非常清楚中医是干什么的，中医“六大技法”中的任何一种技法，说穿了无非就是在干一桩事情——调节人体气机的升降出入。而《黄帝内经》的第一篇就说得很清楚：“百病生于气也。”反之，如果通过调气（气机）不就可以调治百病吗？

你看，《黄帝内经》讲的是“道”和“宗”，而中医技法和瑜伽功法，正是万变不离其宗的“术”。而我们呢？正好借机以道御术！

千年瑜伽和千年导引术，为何又会在当下复兴呢？

这个道理不复杂，这叫“应运而生”“有求必应”“损有余而补不足”。什么意思？你想啊，如果是经历过三年自然灾害或者六七十年代的人，还有现在的非洲难民们，他们多数恐怕是顾不上什么“导引术”的，因为肚子还没吃饱呢。《素问·异法方宜论》中分析得很清楚，导引术非常适合的是杂食、富足又不常劳作的人（中原人），你想想这些人爱得什么病？不正是当下的“富贵病”吗？而现代人无论是不是中原人，不都已过上“中原人”的生活，且越来越多的人都患上了中原人的“富贵病”了吗？所以，形式不重要，实质才是关键。

其实，还有一种在现今社会中与日俱增的疾病——心理、精神疾病，还有紧张、压力、烦躁、郁闷等问题，而这类疾病恐怕就不是刮痧、扎针、拔罐、艾灸、吃药所能解决的问题了。请大家不要忘了——癌症现在也已经被界定为“心身疾病”，可见这身与心之间是不可分割的整体，这也正是中医的形神一体观。

而真正的传统瑜伽和传统导引术，强调的正是身心的合一性。说它是中医“六大技法”的最高境界，正是缘于它可以通过身心双调，达到“上工治未病”的高境界；它的原理则是通过调身、调息、调心的方式激活人体本有的自调机能、自愈力，以达到防病、治病、提升功能的目的，而且不用担心引发所谓的并发症、合并症等问题。

所以，有人称正规瑜伽为“自然疗法”，也不无道理，道的本原就是自然嘛，我想这也正是当下，我们在遭受太多药物污染和“终身疾病”与“终身服药”论调盛行的今天，需要重拾和回归“生生之大德”的一种反思。

生命在治理的同时，更加需要的是养护和敬畏。

瑜伽对我们而言，更不是“抻筋掰腿”训练下的柔体表演、高难度动作和外形展示。我相信，几千年的印度瑜伽，要传承的也一定不是这样一种浅显而表象的东西。

我希望您是在先阅读完《瑜伽养生——做自己的瑜伽医生》之后看这本书，可能会更有层次感，更容易掌握“瑜伽导引法”的练习要领。因为，瑜伽目前在国内外，无论是练习者还是非练习者的观念当中，都普遍存在着固有的误区，只有当你真正认识、了解瑜伽之后，才能有真正入门和上道的可能。之后，您再来读这本《中医瑜伽调百病》，方能有更多“术”上的收获。

文道

2015年3月

文道瑜伽电视讲座宣传片

目录

Part 1 中医瑜伽综合篇

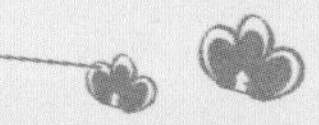

Part 2 留言、解析、答疑篇

Part 1

中医瑜伽综合篇

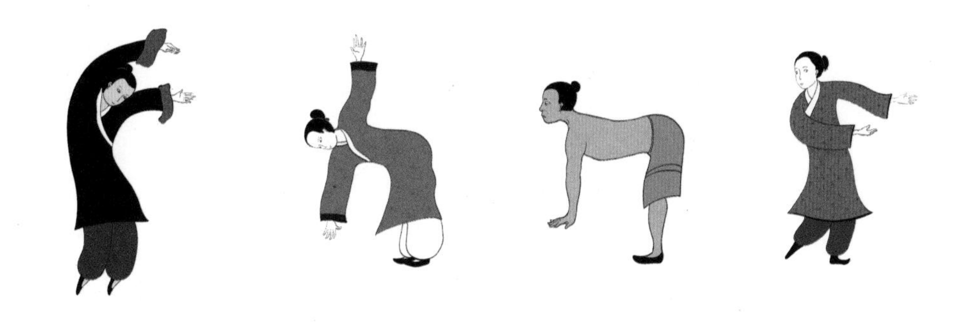

春天不得不说的“故事”

何为“灵修”？原本无修，智慧和灵性都不可得，万物皆有，原本真真切切、自自然然、了了分明，会用就“灵”了。

立春感怀

入春了，话说“一年之计在于春”，万物生机开始萌发，也是我们的身体气血开始由内向外生发的过程。这时，你的脉搏也会随着春天的到来而渐渐地发生变化，因为我们的血液就类似大自然中的潮水，到了春天就会活跃起来，就要向外涨潮了，这就是生发。

其实，我们真应该像老祖宗一样，渐渐地学会了解和融入大自然，对天地常怀敬畏、感恩之心，毕竟我们都是立于天地之间的生灵，时时刻刻都在沐浴着大自然带给我们的恩泽，离开了温暖的阳光、和煦的春风、清澈的水流、清新的空气、茂密的森林…… 我们一刻都难以生存，什么理想、幸福、欢乐、压力、痛苦、郁闷……恐怕连浮云也找不着一片了。

不仅如此，就“健商”而言，看一个人会不会养生，不是看他家里的一日三餐有多丰盛，不是看他是否经常泡在健身房和球馆里，也不是看他家里有多少名贵的补品、保健品，更不是看他是不是常年检查身体、跑多少次医院。

看什么？看他会不会顺应天时、地利，是不是懂得因天之序。

所谓“道法自然”，不就是效法自然，向大自然学习吗？

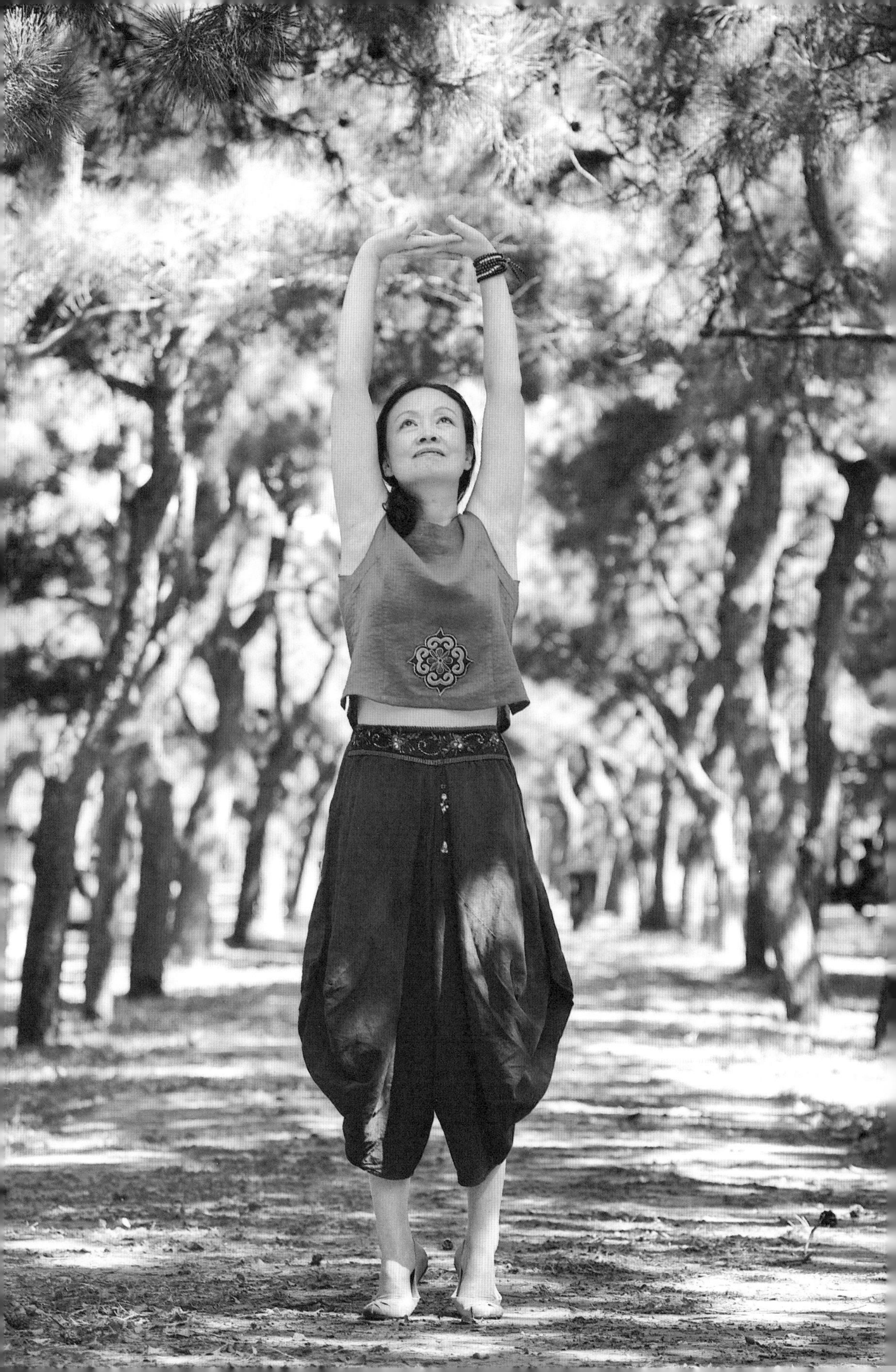

此时，如果你正在体验瑜伽功法，可曾想过谁才是你真正的老师？不正是那些大自然中和我们同生共存的朋友吗？猫伸展式、虎功、树功、风吹树式、山式、骆驼式、狮子式、鸵鸟式、蛇伸展式、鸟王式、鱼式…… 其实，它们恐怕比我们人类更懂得“不生病的智慧”、活到“天寿”的秘诀、恢复身体自愈力的本领，以及如何激发身体的潜能。它们才是瑜伽体式的真正“恩师”，甚至是瑜伽祖师的“祖师”，因为瑜伽祖师也罢，道家祖师也罢，中医老祖也罢，它们无一例外都懂得自己是天地之造化，懂得“生生之大德”，更加懂得效法天地、顺应天时、顺应自然、返璞归真、天人合一，懂得拜天地为师，吸收天地之精华，汲取天地之能量，以使自己修成“天真之人”（亦可谓“天之真人”），与天地同寿。

何为“灵修”？原本无修，智慧和灵性都不可得，万物皆有，原本真真切切、自自然然、了了分明，会用就“灵”了。

就像舞蹈家杨丽萍，有人说她是生命的舞者、灵魂的舞者，是有道理的。你去模仿她是模仿不来的，我从来都认为她展示出来的是身心合一的灵性之功，她练的是内功，不是“舞”，所以她说自己从没有受过伤，因为她从来不按科班的方法来练习所谓的基本功，而是有一套自己的方式，她从一开始就超越和摆脱了人为、机械、刻板的模式和束缚。她每天都在大自然中学习、参悟，她不是模仿，而是直接融入。请问，其他的舞者有几个不是关在练功房里造就出来的？又有谁没有受过外伤，甚至内伤？

世界上万法相通，瑜伽修炼也罢、灵修也罢，见真功底的极少！

春季也是一个易使人感动的季节，让我们就此常怀感恩之心，多一些对天、地、生灵、自然的感恩之心。佛教常说“万物都在说法”，其实不是它们不会说话，而是你不会静听其“心音”，是我们的“灵气”在退化，是我们越来越重形式却参不透本质，是我们自己给自己添加了很多的“障眼法”。何不静下心来，用“心”去融入自然，用心倾听她在“说”些什么，做些什么，在“教”我们些什么？终有一天，你会豁然开朗——这不正是我要寻找的“大道”吗？

至此，养生也好、中医也罢、瑜伽术、导引术等，就都可一通而百通了，皆是“不变中的万变”而已。

春天不得不说的“故事”

有一位朋友曾经跟我说过：“人人都说春光明媚、春意盎然、一年之计在于春，可人家是‘悲秋’，而我却是‘悲春’啊！”花粉过敏不仅折磨着她的皮肤，更在折磨着她的精神，严重时甚至影响呼吸而发生憋闷和窒息感。

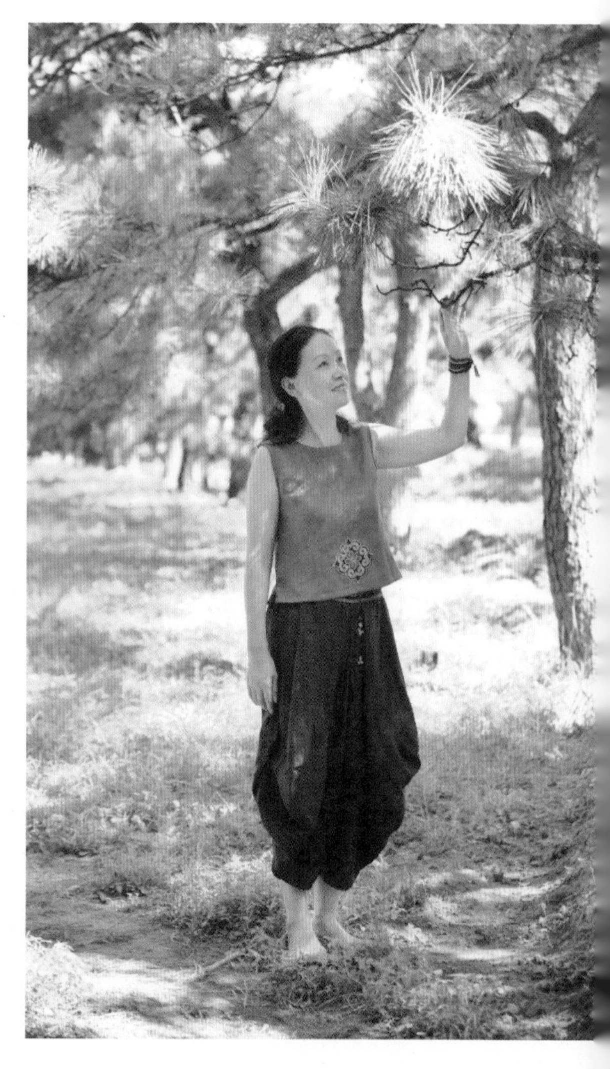

我们常说“多事之秋”，但是这春天的“故事”恐怕更多，对于有些人来说可能并不美好。有人嗜睡，有人却失眠；有人到了春天就长荨麻疹、春癣；有人总爱眼皮跳、腿脚抽筋；有人到了春天就肝火旺、烦躁、爱发脾气、头晕眼花，还有人感到郁闷而压抑；我们还要时常提防春天引发流行性疾病。

简直就是个“多事之春”。

“风”

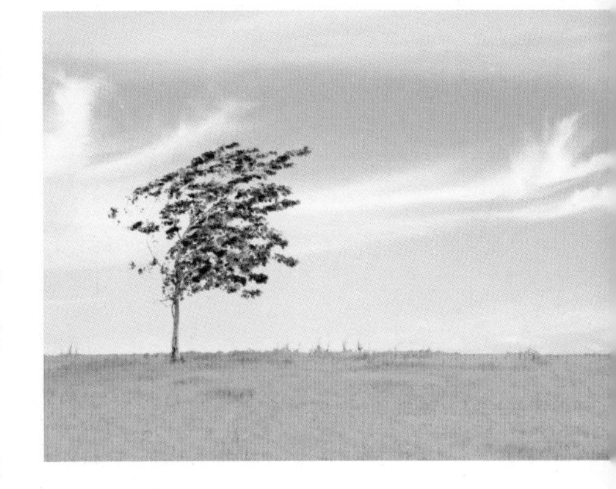

到了春天，最先感受到的应该是风，甚至沙尘暴，这是春天的一个特性。

在我们人体里头也会出现“风”，它和大自然一样，尤其春天更甚一些。

风为百病之长，“风寒暑湿燥火”中，它排第一位，而且风邪侵袭人体的几率最高、最多见，“故风者，百病之始也”。

为什么中医把这一类的病证归属并形容为“风”呢？因为中医善于总结自然界和人体的特征和共性。风的特征是“善行数变”，风大的时候，来势汹汹，昏天黑地，但一阵风刮过去了，你再看看，又是风平浪静，现在所说的流行病是不是都有这种特性？还有偏头痛、荨麻疹、风疹等，这些都跟体内的风邪有关。

风还有夹带其他邪气的特性，如果风夹带寒气进入人体，就会恶寒发冷、打寒战，形成风寒感冒；如果夹带热邪进入人体，就会发烧、喉咙肿痛，形成风热感冒；风邪侵入肺，就会咳嗽；侵入脾胃，就会出现腹泻；还有人突然受了风寒以后出现了口眼歪斜、面瘫、面部抽搐，这是内风和外风勾结的结果；如果再与湿邪勾结，就会产生风湿等证。

另外，半身不遂叫中风，高血压、眩晕症等，都属风证。

这个“风”又是从哪里来的呢？《黄帝内经》说得很清楚：“诸风掉眩皆属于肝。”所以，中医称之为肝风内动、肝阳上亢。内风与肝的阴阳不平衡有关，而且一定是偏肝阴、肝血不足，这是由肝的特性决定的，肝生风。同时，风也是与春天相通的，这也叫“天人合一”。

了解了它的特性，不就有了“兵来将挡，水来土掩”的法子了吗?

中医认为“治风先治血，血行风自灭”，如何“治血”呢？就是活血、行血。有人说，那我加强体育锻炼不就可以促进血液循环了吗？但是，从中医和导引术看来，强运动量的锻炼只能叫作“动”，反而消耗阴血、津液。重要的是，让血液在它自己原有的轨道（脉管）里运行起来，而不是外耗，这才是活血、行血的关键。在中医看来，经久的热血沸腾，就会对血液形成熬炼，严重的也会造成迫血妄行，从而形成离经之血（瘀血），对于“灭风”有害而无益。

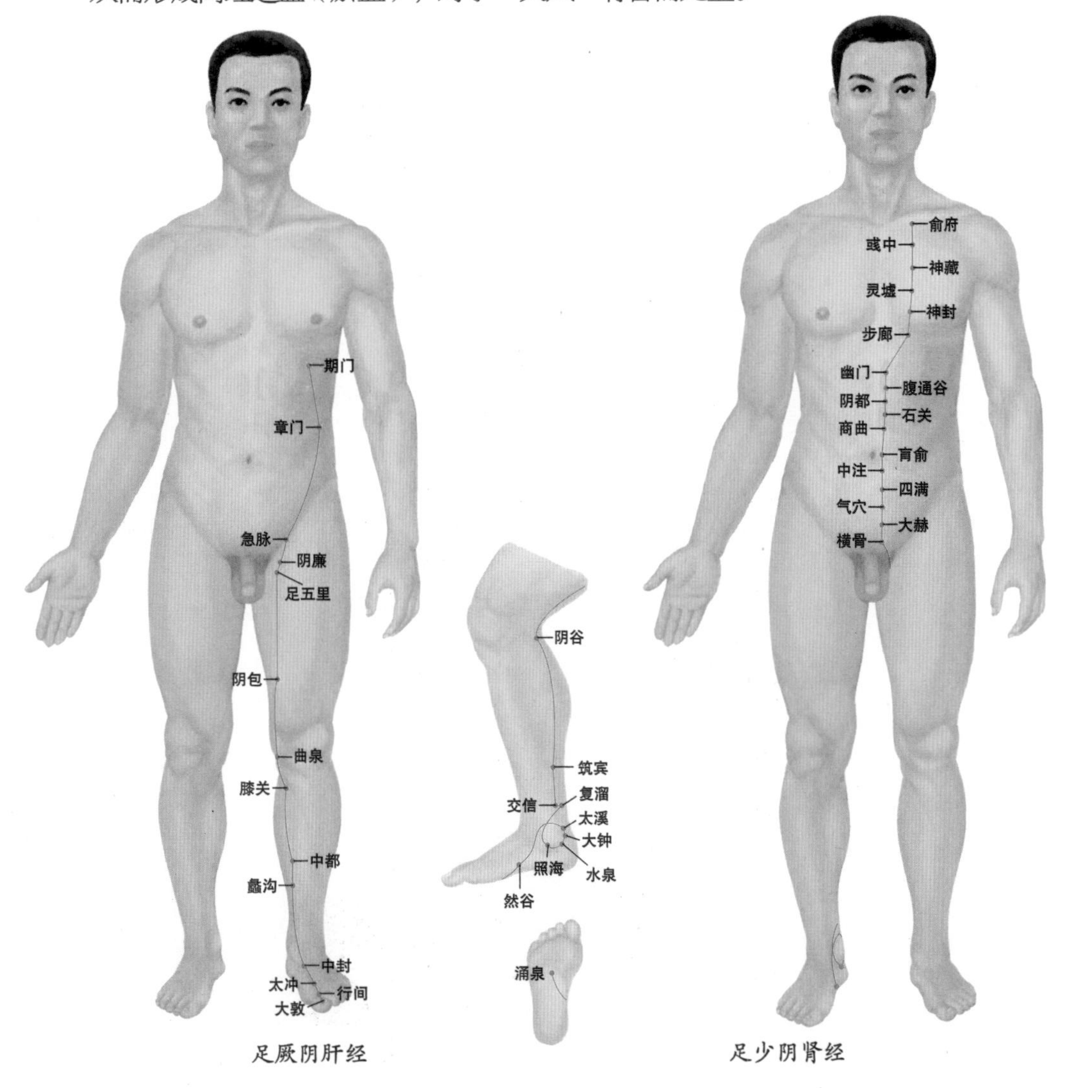

足厥阴肝经　　足少阴肾经

而传统导引术（包括瑜伽内功），其中的两大功用就是疏通经络、调和气血。

除了活血还要养血、养肝阴，而瑜伽导引法首先重在调养。

有这些病的朋友，可以找中医大夫根据“外风”和“内风”的不同，给你开一些祛风、散风或者养血、活血的药方进行调理。然后，再配合瑜伽导引法长期调养，而正规的瑜伽没有任何毒副作用。

所谓“没有家贼，引不来外鬼”，如果没有内邪也不会引来外邪，所以“没有空穴来风”，而自身的强健才是最重要的，就是导引术所说的“内壮”，因为体质才是决定健康和滋生疾病的土壤和根源。

而“瑜伽导引法”可以帮助我们改善体质，尤其是调节阴阳之间的平衡，因为肝有“体阴用阳”的特性，最要强调平衡，而与“风”

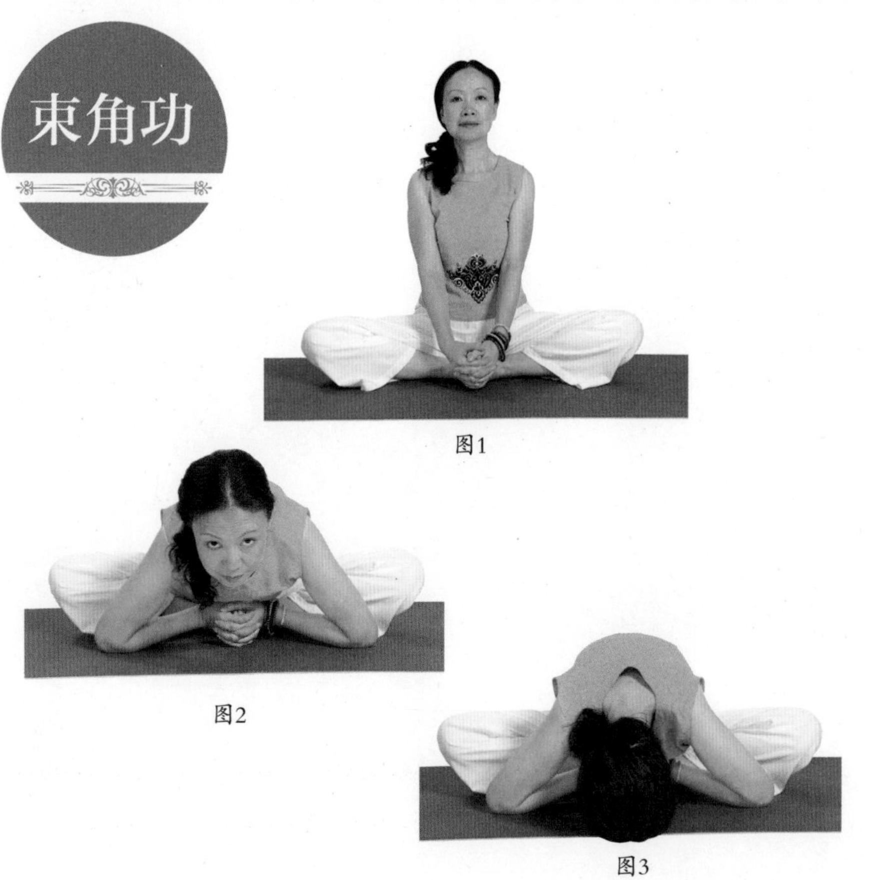

图1

图2

图3

有关的疾病，往往都有疏泄过度或者肝阴不足的问题，而瑜伽中的很多功法，都有柔肝养血的作用，这在中医叫“平肝息风”。

比如，平常可以经常练习束角功和骆驼式。

束角功有助于打通肝经、肾经和脾经，因为要想活血、养肝血，首先必须解决一个前提——通，经络畅通才能达到行血的目的；经络畅通了，自然就解决了“活血”的问题。其次，打通了肝经就达到了气血归经的目的，也就等于养肝阴、肝血，逐步起到“治风先治血，血行风自灭”的作用，而且还有利于疏通肾经，引气下行、引火归元，防止肝阳上亢，“体阴用阳”绝对离不开肾精，因为精血互生、肝肾同源。

练习要点：

1. 两脚掌相对，坐定以后，两手十指交叉“兜”住两脚就可以了，不要使劲合起脚掌；慢慢伸直脊柱，但要放松腰腹部，调整3次均匀的腹式呼吸（图1）。

2. 待身心放松后，慢慢抬头打开任脉，塌腰向前倾身（图2）。

3. 低头放松，到了极限后，放松你的大腿、膝盖、脚踝，调整呼吸。每次呼气的时候就缓缓地向下放松（图3），保持30秒左右。

4. 注意身体上抬的时候，要充分运用你的颈椎，以颈椎带动整个脊椎向前拉伸。

贴心提示

练习束角功的时候，平心静气最为重要，要注意放松。否则，抻筋掰腿只能拉伸肌肉和韧带，就没有“疏通经络、调和气血”的内在功效了，反而消耗气血，适得其反。

骆驼式

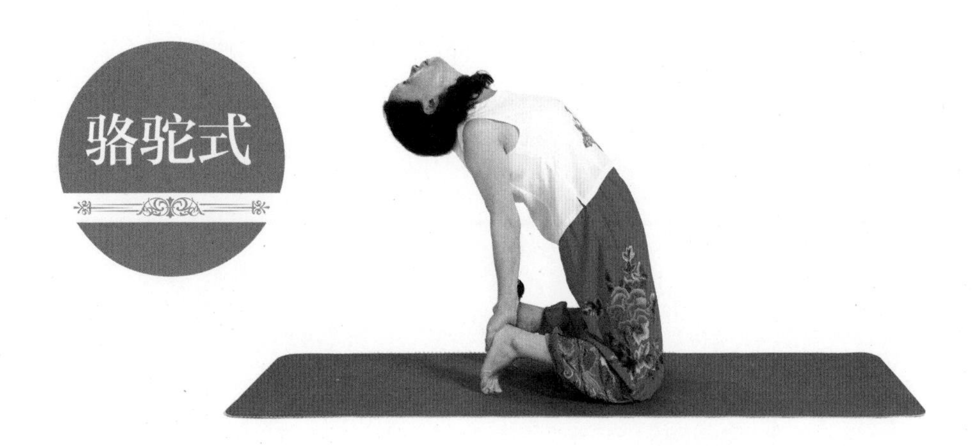

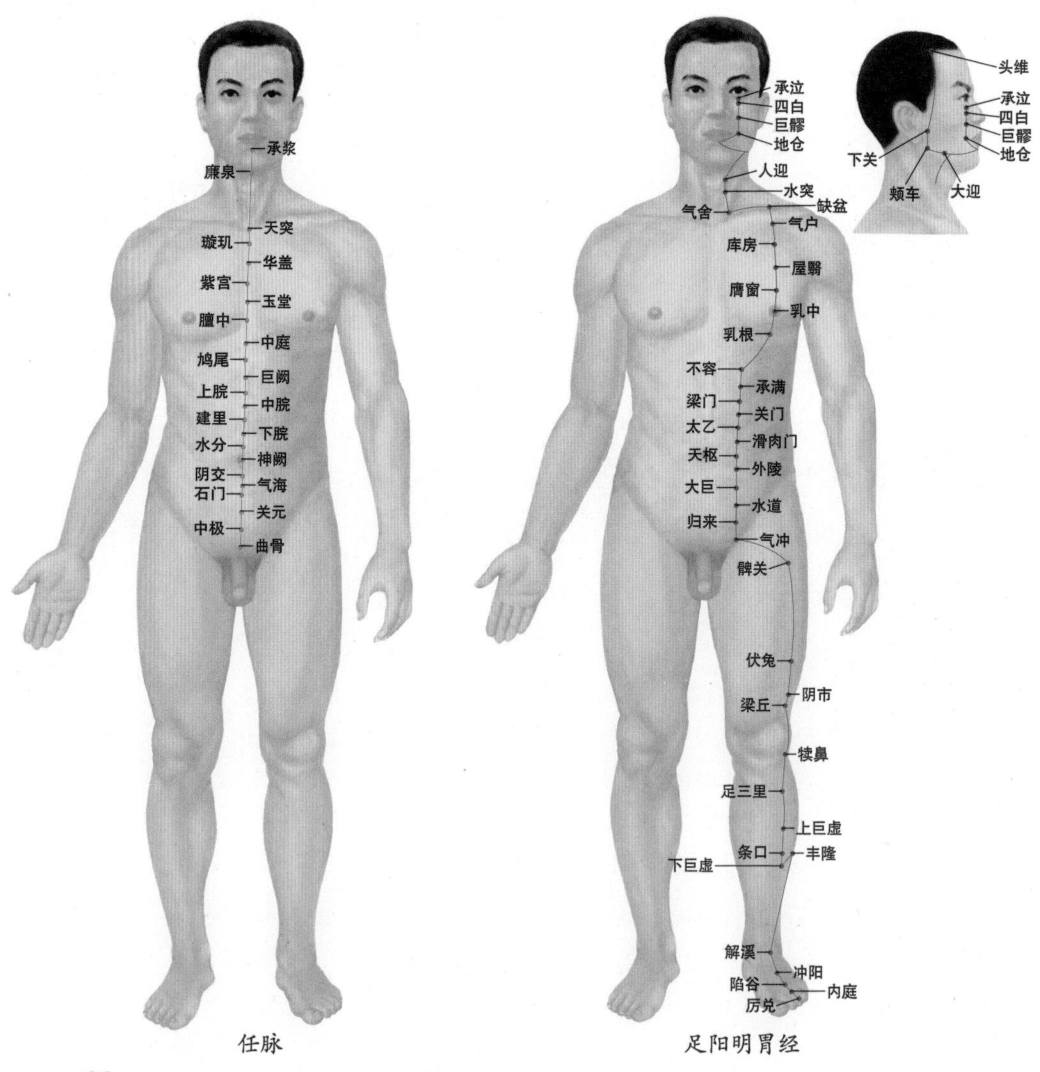
承浆
廉泉
天突
璇玑
华盖
紫宫
玉堂
膻中
中庭
鸠尾
巨阙
上脘
中脘
建里
下脘
水分
神阙
阴交
气海
石门
关元
中极
曲骨
承泣
四白
巨髎
地仓
人迎
水突
缺盆
气舍
气户
库房
屋翳
膺窗
乳中
乳根
不容
承满
梁门
关门
太乙
滑肉门
天枢
外陵
大巨
水道
归来
气冲
髀关
伏兔
阴市
梁丘
犊鼻
足三里
上巨虚
条口
丰隆
下巨虚
解溪
冲阳
陷谷
内庭
厉兑
头维
下关
颊车
大迎

任脉

足阳明胃经

要想养血、补血，从经络角度来讲，有一个秘诀，就是要打通任脉和胃经，因为任脉主人的一身之阴血，而阳明经则多气多血，同时脾胃为气血生化之源，打通了这两条经脉，导引气血归经，就可以达到补血、养血的目的。

要知道，现代人真正缺乏营养的很少，所谓血虚，大多是指经络不通导致气血无法滋养脏腑的结果，还有就是脾胃的运化功能较差，使得吃进去的食物不能很好地转化成气血，或者因肝不藏血而导致的养血功能发生了障碍，这就导致了中医所说的血虚，也是血虚的根源。

所以，解决了这几个问题，才可以解决“治风先治血”的问题。而骆驼式就是通调任脉和胃经的很好功法。

用什么来“通”？用内气“通”，这很重要。会下腰的人不见得能够通经络，而腰弯不下去的人，只要掌握内功的方法，哪怕你抓不着脚跟，只用双手托腰后弯这样简单的方法，一样可以慢慢打通经络。

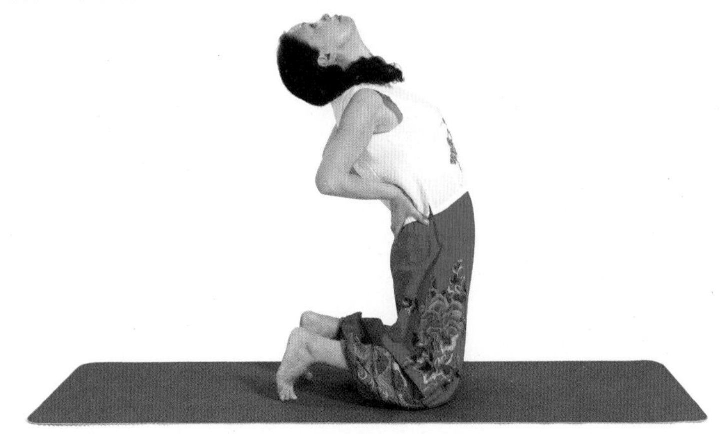

降低难度

记住，是气在通，不是动作在通，动作只是控制外形的一种工具而已，以便“气”在体内形成蓄势待发，以“气”来打通经络。而中医认为“气为血之帅”，气行则血行，而血行才能风自灭。

练习骆驼式，同样要注意脊椎的放松，尤其是颈椎；还要注意气沉丹田，在你的极限上做轻柔的腹式呼吸，意守小腹自然产生的紧绷感和气息鼓动感。

春季调理

少食燥性食物

无论是受到外风侵袭而入里的人，还是肝风内动的人，都不宜食用一些温燥的食物，更不能用温燥的补药，因为“风”本来就属阳邪，如果再用温燥的药食，就等于火上浇油了，这一点很重要。

其实，春天对于一般人来讲，也同样不适合多食温燥的食物，什么是温燥的食物呢？除了辛辣的葱、姜、蒜、辣椒以外，还有一些很香的干果，包括炒熟的花生、葵花子等也偏于温燥。油炸、烧烤食物就更不用说了，对于任何人都是有百害而无一利的。

生活并不是越复杂越好，也不是营养越多越好，现代人多数需要给身心减负，给自己做一做减法。

养生其实也很简单，只要记住“损有余而补不足”的原则，你就不会错到哪儿去。比如，春天本来就是风邪作祟的时节，那我们就尽量避开它的锋芒，你强我就示弱，这叫以柔克刚。既然春天是肝当令的时节，肝为刚脏，再加上春天阳气在升发，内外都很“阳刚”，我们就不能再给它加柴添火了，怎么办？有人身心比较阴郁的，需要疏泄，那我们就常给它疏疏肝、理理

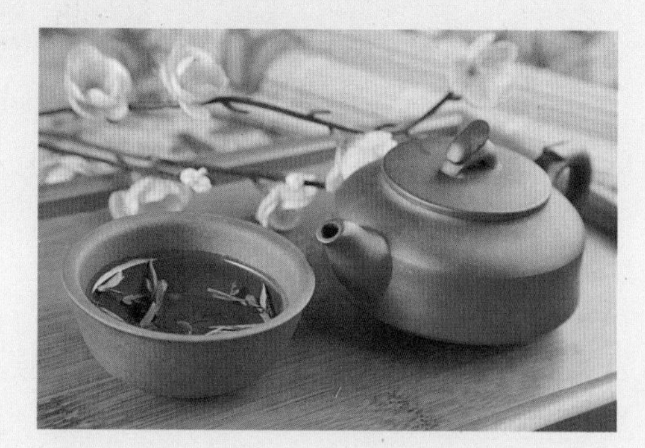

气；反之，肝血、肝阴不足的、肝阳上亢、肝风内动的，我们就给它养一养血，这就是顺势而为。

就怕现在很多人不知道什么是“不足”，甚至错把“有余”当“不足”，要知道人为“补”出来的病和乱泻而得的病，是最难治的，不但给你自己的身体添乱，也给医生的诊断添加麻烦和伪装。

比如，有位老太太，看到人家吃西洋参、大枣、红豆、桂圆、核桃等，她也吃；看人家泡脚她也泡；看人家灸足三里，她也去艾灸。结果呢？胀气、没有食欲、烦躁、痰多、虚火上炎、失眠，心态越来越不好，还总爱找子女的茬。医生一看舌苔，又黄又腻，舌尖还发红，这么大年纪的人了，嘴角周围还长痘痘，显然不属于青春期的表现。

你想，如果医生不问诊就下药，这老太太的病能好吗？即使是药方对证也好不了，因为这是“补有余”而作出来的病，不停止过度的滋补，效果是不会好的。所以，年龄越大、体质越弱就越要慎补，虚不受补。其实，现代人真的不差“补”，多数人要学会的应该是“运”和“化”的本领，这就不是医疗机构的强项了，所以包括医生在内，其实，人人都应该学一点导引术。

另外，风邪的夹带性很强，现代人当中尤其容易出现风邪夹杂湿邪、痰气的情况，像高血压、肥胖症的人，大多是风痰夹杂，中医称为“肝风夹痰”，如果痰气上逆就会上扰清窍，因此而出现头晕目眩的情况，包括眩晕症，就是西医所说的梅尼埃综合征，在中医看来大多属于风痰上扰；还有人时常出现阵发性的头疼，有时还一跳一跳地疼，这些多与风痰有关。

这样的人，中医大夫会给他开一些化痰息风的药，风痰并治。

很多人虽然没有这类病症，但是刚入春时，往往会感觉疲乏、困倦，头脑有些昏沉，尤其是刮风的时候就更加明显，头顶和后脑像压了什么东西一样的沉闷。中医认为“伤于风者，上先受之”，这也是春天风邪夹杂了湿气上扰清阳的表现，这时候最好不要让它进一步发展下去。

我自己就有过这样的感受和经验，当时，我赶快给自己调整了一套调肝的功法，又搭配了一壶陈皮普洱胎菊茶，每天白天喝上一壶，晚上不喝，练功前后都要喝上一些，结果感觉很爽，昏沉、沉闷的感觉明显消失了。以前到了春天，基本上有每天午休的习惯，否则，下午总有一阵子感到神疲。而最近倒是精气神十足，从早忙到晚，手脚不停也不感到疲乏，夜晚的睡眠还特别好，心情也不错。

陈皮普洱+胎菊

您也不妨试试，在练习瑜伽之前泡上，先喝一杯，练完瑜伽以后再喝一杯，但最好不要在晚上睡前喝。

茶本身可以清利头目，中医在治风的方子当中就有用茶和菊花来调制的；陈皮有疏肝行气的作用，“治痰先治气，气顺痰自消”；菊花茶是春天的首选，入肝经，而胎菊是头茬儿菊花，口感和功效都要更好一些。

方法：掰开陈皮普洱，用量要小，因为它比较浓郁，不属于清茶。先用开水冲洗一遍，水要倒净，放入胎菊，然后再开始冲第一泡。

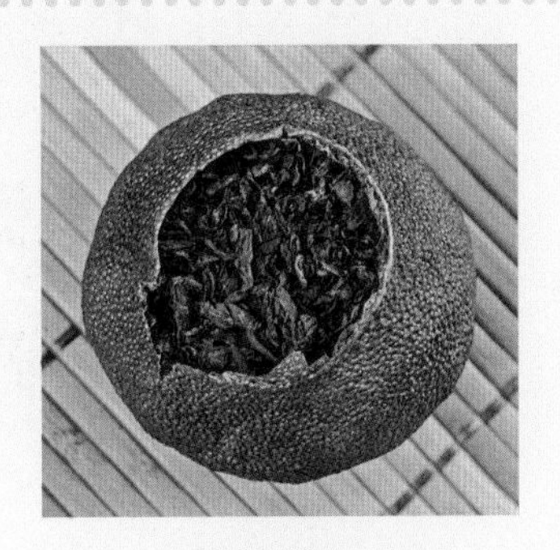
陈皮普洱

这个茶不宜喝得太快，正好培养自己的雅兴，慢慢品味。因为陈皮、普洱、胎菊有一个共性，释放茶香和营养的时间都比较慢，所以可以多泡几次。

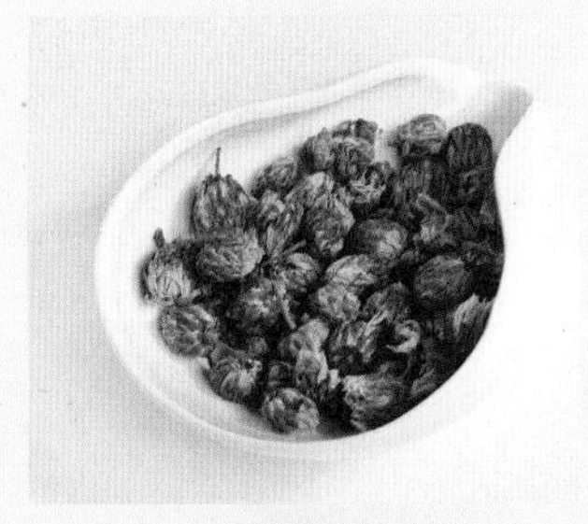
胎菊

多练静功

无论是热极生风，还是肝阳化风，或者阴虚风动，总之是热病伤阴。所以，不要加重这种躁动不安，反而应多练静功，因为“静能养阴”，尽量保养肝阴少受损耗。

并不是坐着、躺着不动就叫静。静，指的是心静，如果你在那儿躺着，或者打坐，但心里胡思乱想、费心劳神，这叫“摩擦生热”“摩擦生风”，就更加损耗肝血、肝阴了。反之，你能把体式练成内功，你的心是宁静、深沉的，才能养阴、息风、调神，这就是《黄帝内经》所说的“闲心而劳形”，这也是静养之要。

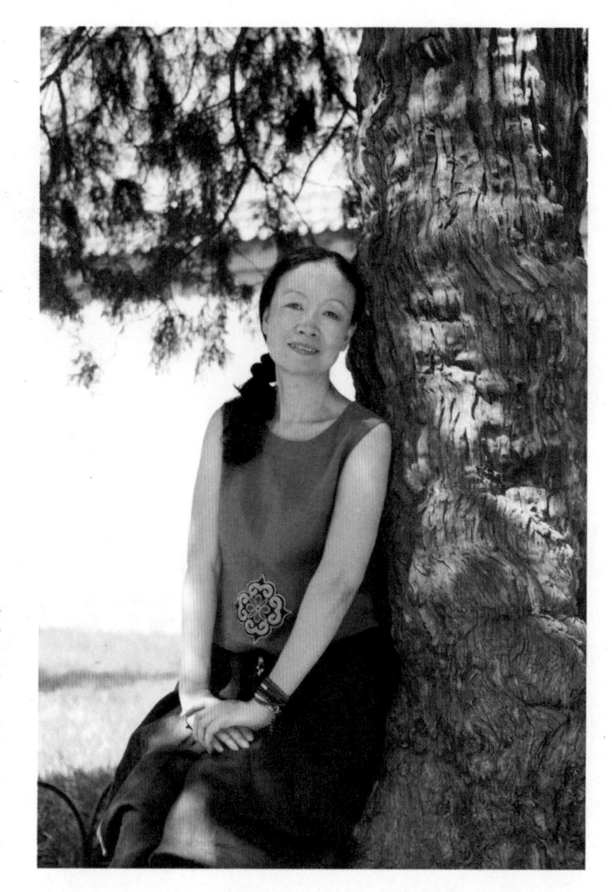

■ 春之木

大家都知道在五脏所对应的五行当中，肝属木。也就是说，人体当中肝这个系统，具有大自然当中“木”的特性，而且是春天的树木。

你可以去观察一下春天的树木，从光秃秃、干巴巴的树枝上渐渐长出了嫩芽，然后树叶、枝条、花朵，直至树干，一天天地向外伸展。

这跟我们的肝有什么关系呢？这叫“万物都在说法”，你能听懂、看懂就领悟了。

春天树木的特性是生发，肝的特性也是升发，因此中医得出结论——“肝主疏泄，喜条达，恶抑郁”，10个字就把肝的喜恶都告诉我们了。

其实，就瑜伽功法而言，春天养肝的一个方法也就随之而来了。比如：风吹树式就把这种特性体现得淋漓尽致。

从外相上来看，它显然是一个树木条达之象，春天的树木要生发、生长、伸展。人也一样，到了春天要经常伸伸懒腰，伸懒腰不仅有利于肝气的升发、条达，也是我们常说的疏肝理气。而且伸懒腰的时候，往往会带动打哈欠，这是身体的自我调节，肝气升发了，脾才能松口气，肝气郁结，脾就必定受到打压，所以生气的时候不是肝痛，而是胃痛，因为肝为刚脏，不受抑郁，气全都撒到脾那儿去了，木克土。所以，练习风吹树式可以很好地疏肝健脾。

再就“瑜伽导引法”的功效来讲，风吹树式本身就是一个梳理肝胆经的功法，靠什么梳理肝胆经呢？不是你的柔软度、弯曲度，而是靠调息、放松、收束所形成的“气式按摩”，从内部来梳理肝胆经。单纯的肌肉、筋骨拉伸不能够打通经络。因此，练习方法很重要，它直接决定你练习的效果。（练习方法大家可以参考其他章节中的风吹树式）

另外，要想春天树木生长得好，还有一个重要因素，就是我们在《瑜伽养生——做自己的瑜伽医生》一书中提到的那位85岁健康老人郝忠焕的那句总结：“树为什么那么绿呢？因为树有根，根吸水，吸到枝叶上就都绿了。我想人也一样。”换句话说，肝之所以健康、条达、心情开朗，这与它的“树根”是否能提供养分有直接关系，而人体的

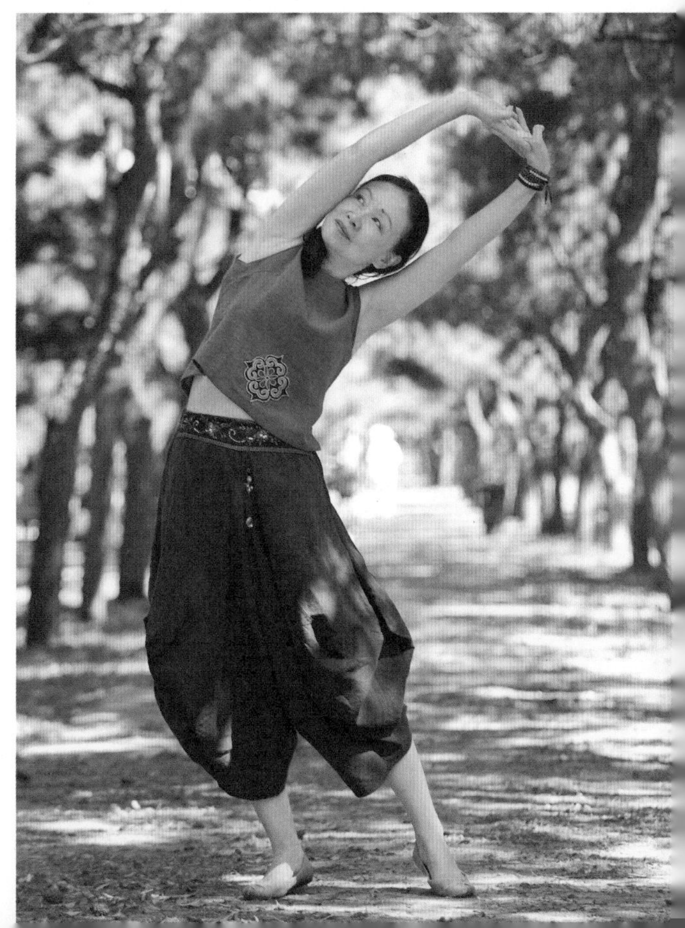

树根就是肾，养分就是肾精。肝主藏血，肾主藏精，精血互生，水能生木，所以中医有一个重要的调肝秘诀——滋水涵木法。就是说，养肝必须调肾，因为肾是肝健康的源泉，是母子关系。肾精不足的人，也一定会反映出肝的问题，影响肝的疏泄、条达，当然也就会出现失眠、抑郁、精神萎靡、神经衰弱、躁动不安等。

所以，我想提醒大家，在练习风吹树式的时候，一定要配合“提踵”（抬起脚后跟，踮脚掌），开始时，立足不稳没有关系，练习的过程就是调理的过程，就是“滋水涵木”的过程，而且它还是一个身心双调的功法，可以达到《黄帝内经》中所说的“独立守神”的功效。

很多人都难以找到气沉丹田的感觉，其实伸懒腰的时候，就是一种自动的、不经意的“气沉丹田”。教您一招，您不妨试试用伸懒腰的感觉练习风吹树式，不仅会感到很舒服，这也是一种提振肾气的好方法，可以调节肾的纳气功能。注意：不要太刻意，要自自然然、轻轻松松地练习才行。

哪些因素是伤害肝木气机的呢？

熬夜

中医讲“凡十一脏皆取决于胆”，肝、胆同属木，一表一里，因为胆所对应的时辰是子时（晚11:00至凌晨1:00），所以要想养好肝，包括养好五脏六腑是从养护肝木开始的，而在一天当中是从睡好子时觉开始的，这是人体的气机开始萌发的时候，所以熬夜是很伤肝的，因为肝藏血，血属阴，夜晚是养阴的时辰，靠白天补觉，非但补不回来，而且白天睡得多又折损了阳气，这叫阴阳颠倒、气血双伤。

受寒

老百姓说的“春捂秋冻”是很有道理的，从气候的变化就可以看出，比如一旦出现倒春寒的情况，树木发芽、开花的时间就会晚，如果是果树，一定会影响收成。这是因为原本该向外走的生机被寒气压回去生发不出来了。对人体而言，比如现在很多年轻人，早早地就穿短袖、短裙等，受了寒以后气血就很难向外生发，且“遇寒则凝”，影响阳气的生发、伤及阳气，什么宫寒、瘀血、气滞等问题就来了，而气滞血瘀是万病之源，包括心理、精神方面的疾病，以及抑郁症等。我现在发现阳虚体质的人出乎意料的多，大多是人为因素造成的，千万要引起重视。

不运动，或不合理的运动

春天是运动的好时机，适当的运动可以借天时升发你的阳气，祛除体内的湿邪。不运动的人，春天的时候，气血生发就会不足，这会影响夏天整个身体的排毒功能，到了秋天开始收藏的时候，人家收藏的是气血、阳气，而您收藏的是病气，因为你“粮仓”里陈年发霉、潮湿的东西没有清理干净，新鲜的“谷子”（气血）又没有收成，结果可想而知。这就相当于人体当中的痰湿，它是形成顽症、疑难杂症的祸根。

什么是不合理的运动呢？

无须一一说明，只举两个例子：2012年5月央视新闻曾报道——挪威“蛙王”亚历山大·戴尔·奥恩在备战伦敦奥运会的训练中，突然猝死，原因是心脏骤停；第二则新闻是，中国因过劳而猝死的中青年人，一年达到几千人，有的趴在自己的办公桌上就再也醒不过来了，还有好多例是摔倒在跑步机上的，又都是心脏骤停。

为什么？

不是说“生命在于运动”吗？

为什么全都是心脏骤停呢？

为什么连转圜的余地都不给这些年轻的生命呢？

最大的原因就是“动”得不对，前者（运动员）是把本该回流心脏的气血，一下子大量、急速地“调”到了外部的筋骨皮，“发动机”（好比人的心脏）过度发热而出现报废。后者（过劳死）是被压力压死的，这就好比快速运转的电风扇，突然卡进一个硬物，“嘎嘣”就完了，运转的速度越快，损伤的程度就越大，越难有转圜的几率，这就好比飞机的能量再大，一只麻雀飞进引擎也能出大事是一个道理，这种累是心累、心“动”得过度了，使得五脏皆摇。

所以，我以前谈过“运”与“动”的区别，大家可以借鉴一下。

瑜伽的功法和太极拳、八段锦、五禽戏、易筋经这类中国导引术一样，你只有在练成内功的情况下，才能成为“运”功，才能以静制动，才能运、动结合，阴阳互补，才能起到调节的作用。否则，动动外形、筋骨皮，只能消耗一些热量、能量和气血，对于“运”与“养”是无能为力的，同时也违背了“瑜伽”——“自我和原始动因的结合、一致”的原则了。

其他因素

当然还有酗酒、过食肥甘厚味、生气等，也会损伤肝脏。

春天适当多吃一些蔬菜，不要非得等到冬天再去吃反季蔬菜，多吃一些粗纤维的食物，利用春天清理身体里的垃圾、毒素，以便与下一个季节接轨，这样下来，一年四季就形成了良性循环，每一季都做自己该做的事，把“我为”渐渐改成“顺势而为”，这样的好处就是能够接收到大自然赋予你的气场、能量。

■ 筋

说到“筋”，大家一定会说：“筋，谁不知道，不就是韧带、肌腱吗？”

中医当中所指的筋，或者筋膜、经筋，并不单纯指韧带、肌腱。

中医所说的“筋”到底是什么？

《黄帝内经》告诉我们“诸筋者皆属于节”，所有的关节都是筋在连接的。其实中医的“筋”是指具有“筋”的特性和特质的一类组织器官，即身体中凡是弹性的具有收放、伸缩、连接功能的几乎都属于筋膜、经筋这个系统，比如：血管、神经、气管、食道、胆管、胃、肠、子宫、膀胱、肛门，以及皮肤等。

这些组织器官一旦失去弹性，就是中医所讲的“痿软”，就是很麻烦的“疑难杂症”了。比如，静脉一旦痿软，就成了静脉曲张、脉管炎；胃、子宫一旦痿软，就会下垂；膀胱痿软，可能在咳嗽、大笑、打喷嚏的时候，尿就憋不住了；如果神经痿软，那麻烦就更大了，就是面瘫、偏瘫、脑瘫，现在很多的老年脑功能退化症，就属于脑神经或者脑血管“痿软”了，这就是《黄帝内经》所说的“弛长为痿”。

相反，如果是经常出现抽筋、抽搐、痉挛、颤抖、肌肉跳动或发紧，这类的反应就叫“拘紧”或“拘急”，包括血压升高、心跳加快、紧张压力、痛经等，常常就会出现血管“拘紧”。

由此可见，筋膜的弛长、痿软和拘紧都是一种病态，在《素问·阴阳应象大论》中，对这种现象有一个非常意象化的描述——“在变动为握”。“握”不正是蜷曲的、抽搐的状态吗？

因此，“筋长一寸，寿长十年”的说法，严格意义上来讲是不够准确的，光是抻筋，没有拔骨、柔筋，就不能达到调筋、养筋、濡润筋膜的目的。很多人锻炼身体，虽然腿后的那根大筋被拉长了，但是全身的关节、脏腑功能并没有得到改善，比如，不少运动员高强度训练之后，反而出现各种伤痛和疾病。

正确的方法，还是要将气血导引过去滋养筋膜，让它变得柔韧、有弹性、收放自如。

瑜伽导引法当中，几乎所有的体式都可以起到“易筋”（改善筋骨的功能、质量）作用，并不亚于易筋经。比如：三角伸展式、骆驼式、婴儿功等，都是既简单又有效的功法，包括蹲功，也是极好的调筋、养筋之功，别忘了“膝为筋之府”，膝盖是梳理“筋”气的重要部位。

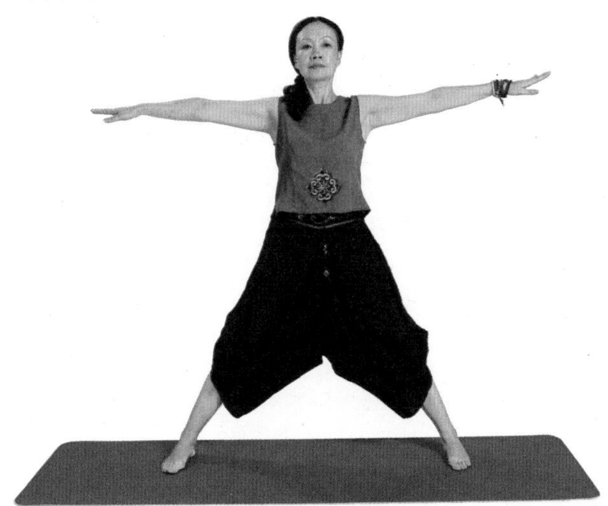

三角伸展式

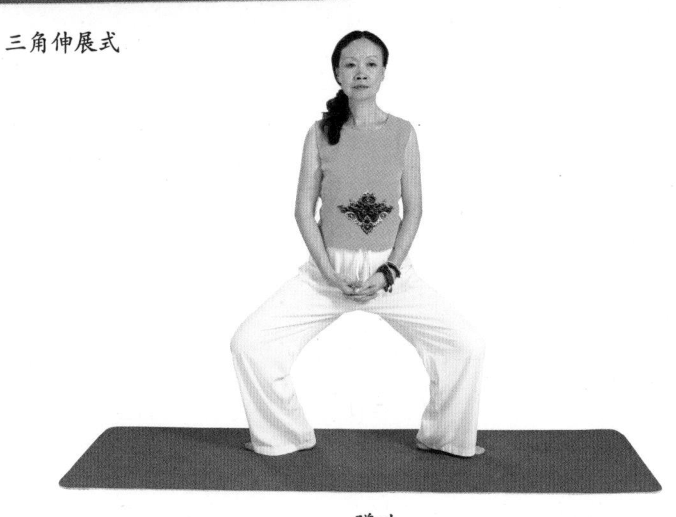

蹲功

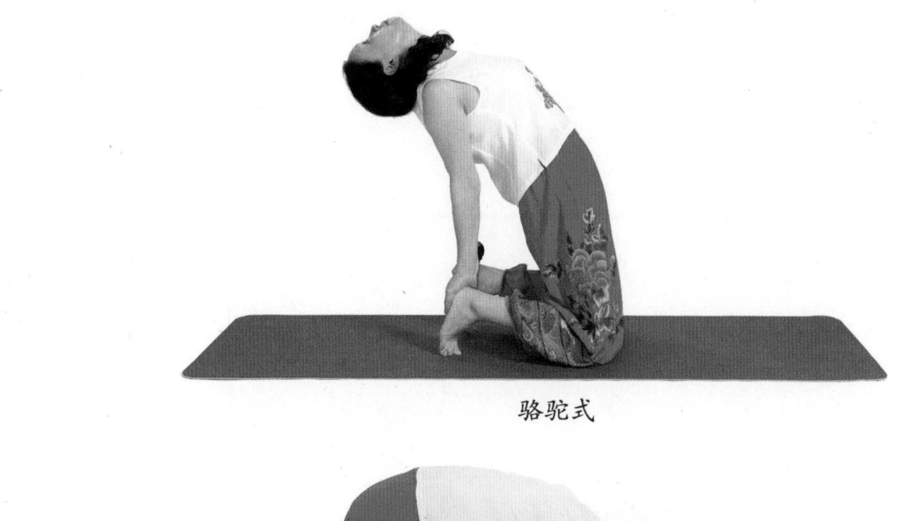

骆驼式

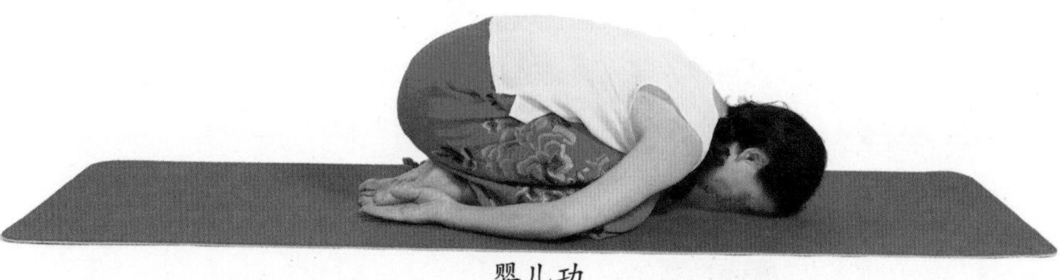

婴儿功

其实，咱们中国功夫有一个好处，它的功法名称里往往就暗藏着秘法。比如，八段锦中的“双手托天理三焦”，它的心法要点就藏在“托天”一词中了，这个“托天”就是内功秘要了，就是告诉你练这个功法的时候，要有“托天”的意劲，这个“意劲”就是我经常强调的内力，这个“内力”就是气力，是身体里边的气在“托天”。

你在练功当中，如果没有把这种感觉体现出来，那你练出来的一定就是花架子了。你想，光用一双小手能托住天吗？如果你光有力但无气，就成了蛮力、外力了，这样的结果就是伤身、伤气血嘛！就如同现今的“外形瑜伽”，整天在跟自己的外形较劲儿，早就不是“瑜伽”（连接、一致）的本义了。

再如，易筋经中的“倒拽九牛尾”，同样都是深藏着“四两拨千斤”的内功心法以及养生调理的“秘方”，领悟了，会练了，把这种“意劲”用在瑜伽功法当中，练起功来就是一种超脱与享受。否则，就是咬紧牙关折磨身体，结果只能是身心俱疲，更无调节身心之可能了。

“水泉”补肾法
——冬令时节的一剂良方

人体的气机藏在“根”上，这个气机的“根”就是肾。人的气力是由肝、肾负责的，肾主骨、肝主筋，筋骨一衰，还不提前衰老？还整天空谈什么瑜伽塑身、美容、抗衰老？里面都“糠”了，外面还能美？

到了冬至，就开始数九了。我们中国人有冬令进补的习惯，补什么？当然是补肾，没有补肝、补大肠的说法。因为肾是我们储备本钱的地方，这个本钱就是肾精，肾精是我们生命的本钱，又叫精髓。

既然是本钱就得收藏、储存起来慢慢花，不能浪费，花完了，生命之路也就走完了。所以这个藏精髓的地方（肾）就被称作“封藏之本”。一旦封藏不住了，就叫“漏”，一漏麻烦就来了。比如女子月经量太大就叫“崩漏”；男子遗精也是一种“漏”的表现；小孩子到了上学年龄还常常尿床，也是肾的封藏出了问题；年纪大了以后，一咳嗽、打喷嚏、大笑的时候尿就下来了，都属于“漏”。

这一“漏”可就大大地影响生命质量了，不光产生各种身体疾病，而且直接影响精神层面。所谓“精神”，就是“精”和“神”的关系。精可以化生髓，再进入大脑，脑为髓海，再化生为“神”。所以，你仔细观察会发现，如果已经上学的孩子还经常尿床，这孩子的注意力一定难以集中，因为肾不藏精，自然就影响“髓”对大脑的滋养。而年纪大的人记忆力减退、健忘，严重的会出现脑萎缩或老年痴呆等，很多也和“封藏之本”的退化有关。还有产后抑郁症的人，也多与精血流失、精血不能互生有关。

既然是“漏”，对症治疗的办法当然就是“补”了。

怎么补？难道就是吃猪腰子、羊蝎子？或者吃一大堆补药、补品？这真的就是补肾佳品吗？

冬至这一天很多电视台都在大谈冬季补肾的话题，基本方法就是羊肉汤、牛肉汤，加上某些药食两用的食材。这些东西吃进去就能“贴”到你的肾上去啦？尤其现代很多人本身就是脑满肠肥，一冬天这么补，恐怕补肾不成，反而补出了疾病（心脑血管冬天本来就脆弱）。有时候，我真想呼吁这些养生专家们，真的不要一谈到养生就离不开一个“吃”字。现在的人不是吃得少了，而太多人都是吃出来的病，这不是养生，是催病。所以这样的补法是不可取的。

怎么补才算合理呢？

《黄帝内经》上清楚地告诉我们：“气脉常通，而肾气有余也。”补肾靠啥？靠“气”，所谓肾气、精气，都离不开这个“气”。气在人体中可以起到固摄、温煦、调和的作用。

你看，气血不足的人，轻的手脚冰冷，重的血管栓塞，包括糖尿病坏疽。这些都是从严重的气脉不通开始的，还有你看不到的内脏问题，都不是一下子发生到这一步的，都是在刚开始气脉不通、气血不足的时候，没有引起足够的重视，最后发展成这样的。

现在关节病越来越多，无论是膝关节、髋关节、肩关节，还是椎间盘，动辄就发展到要置换假关节的程度，不要以为假关节放入之后就一劳永逸了，首先它属于“异物”，不是你本有的、自身的“零件”，就连装一口假牙还非常不舒服呢，何况每天要活动的关节呢？它进入人体即便磨合很久后，你的疼痛感也并不能完全消失，顶多是缓解。况且最重要的是，假关节也是有“寿限”的，到了一定时候，还得把它取出来，再换新的。所以，千万不要让自己发展到这一步。

大家千万不要小看关节病的危害，它是导致身体机能退化加速的很大因素。你想想，一个活动受限的人，很多活儿都不能干，这在过去就叫“丧失劳动力”了。可怕的是，现在有很多中青年人已经步入了这个行列，这就叫提前老化、提前衰老。

另外，还有一大批人由于平常也不太爱运动，加上现代人又没有多少体力劳动，关节的活动范围极小，只要没有发展到严重疼痛的程度，往往就忽略了自己的关节进行性退化和关节病正向他走来的危机，总以为自己没多大问题，非得等到突发事件，比如突然一次搬动重物，或者偶然活动量大了一些，或者忽然转身扭头，或者摔倒了一下……突然发生了疼痛。等发展到必须看医生的时候，请别忘了，医生只管“修理”你的关节，至于你的关节康复与其他健康的问题，就很难顾及了。

大家不妨按照我在江苏卫视《万家灯火》栏目“中医瑜伽保健康”系列讲座中“瑜伽巧查病”介绍的方法，给自己做一些小测试，看看你关节的灵活度，这可以反映出你将来或者当前关节病的倾向和某些危险指数。

接下来，到底该如何预防呢？

最佳的预防办法肯定不是吃药、打针；强烈的体育运动、健身方式并不能起到预防关节病的作用；体操式的“外形瑜伽”，伤害关节就更是有过之而无不及了（媒体报道的“瑜伽”伤害事件很多）。

大家不要忘了，凡事要学会“透过现象看本质”，关节发生问题，其实就是筋骨的问题，而筋骨由谁来主宰？肾主骨、肝生筋，《黄帝内经》给了我们两个标准：“肾气平均，筋骨劲强”“肝气衰，筋不能动”。一个是肾气，一个是肝气，也就是说，筋骨、关节的问题可以反映出肝肾之气不足的内在根源。

根源找到了，怎样调养肾气呢？

前面已经说了，就是《黄帝内经》中的那个“秘笈”——只有“气脉常通”，才能达到“肾气有余”的目的。

所以，补肾光靠吃喝没用，经脉不通补啥也难入经，坐着不动照样关节老化，而且僵化、脆化得更快，更加速“筋不能动”的结局。

用什么方法打通气脉呢？

这显然不是医生拿手的强项和医疗手段的长项，我们知道，中国传统的内家功夫强调的是“外练筋骨皮，内炼精气神”。而这内外全都离不开肾之精气（瑜伽称之为“生命之气”）。

冬季恰逢肾（水）当令，是调肾、补肾的大好时节。但它又是收藏、闭藏之季，又不适合大动筋骨，所以我给大家推荐一套简单、易行的瑜伽冬季补肾良方——“水泉”疗法，便可以扬长避短了。

■ 何为“水泉”疗法？

何为“水泉”疗法？怎样练习呢？

在我们人体的肾经上有一个天然的“水泉”，我们可以通过“瑜伽导引法”先将肝经、肾经打通，然后激活这个“水泉”，使肾精、元气用到它该用的地方，减少不必要的消耗。

脚掌、脚跟、内脚踝肾经走行的部位，聚集着很多重要的穴位——涌泉、水泉、照海、复溜…… 从字面上就可以看出它们都与“水”有关，是肾这个水脏在肾经上的“水泉”，包括足跟的后侧、外侧，是属于膀胱经循行的部位，膀胱与肾相表里，一阴一阳。

由此可见，有效地利用这片“水泉”，对打通肾经，激活肾精、肾气是很重要的。

这并不是臆想出来的，在传统的少林古易筋经当中，就十分重视这种修炼方式，很多功法都非常强调“提踵”，其中还有专门的“马步易筋经”，全套功法都是以“提踵”加上“蹲马步”的形式完成的，可见中国传统功夫都相当重视固肾，而瑜伽的很多功法在练成“内功”的前提下，并不比其逊色。

下面给大家介绍这套——八式“水泉疗法”。

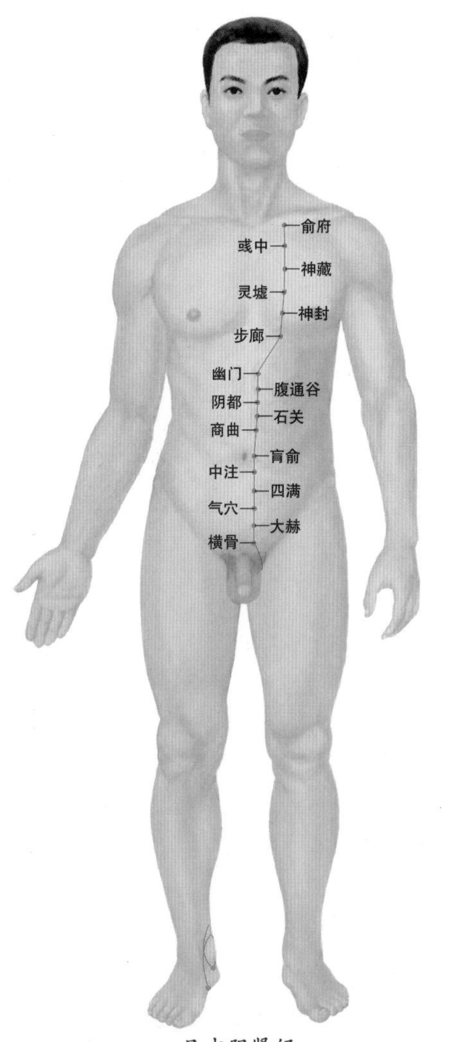

足少阴肾经

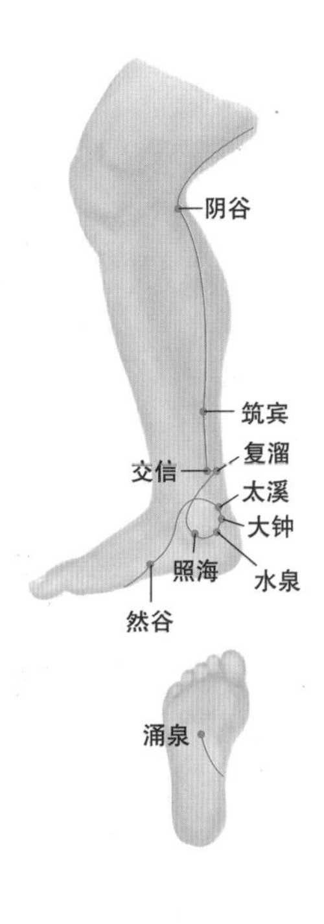

人体的“水泉”

第一式：脚踝转动式

第1组：转动脚踝（向内外分别转动6~8次）。

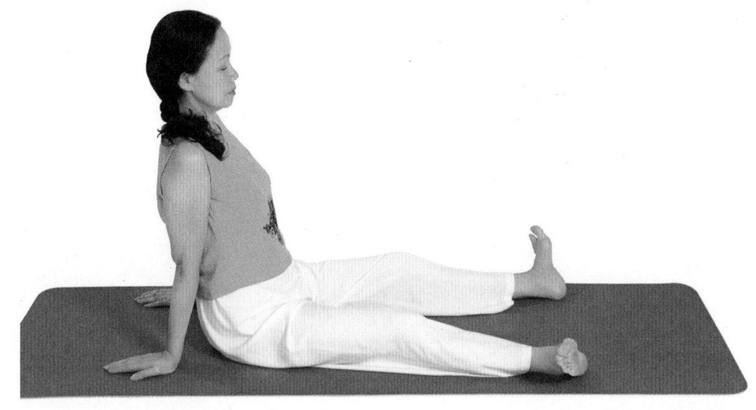

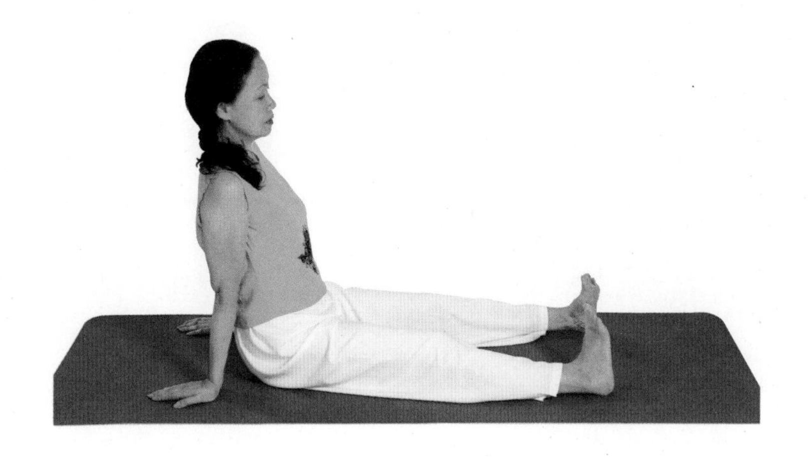

第2组：绷脚背、勾脚尖（6~8次）。

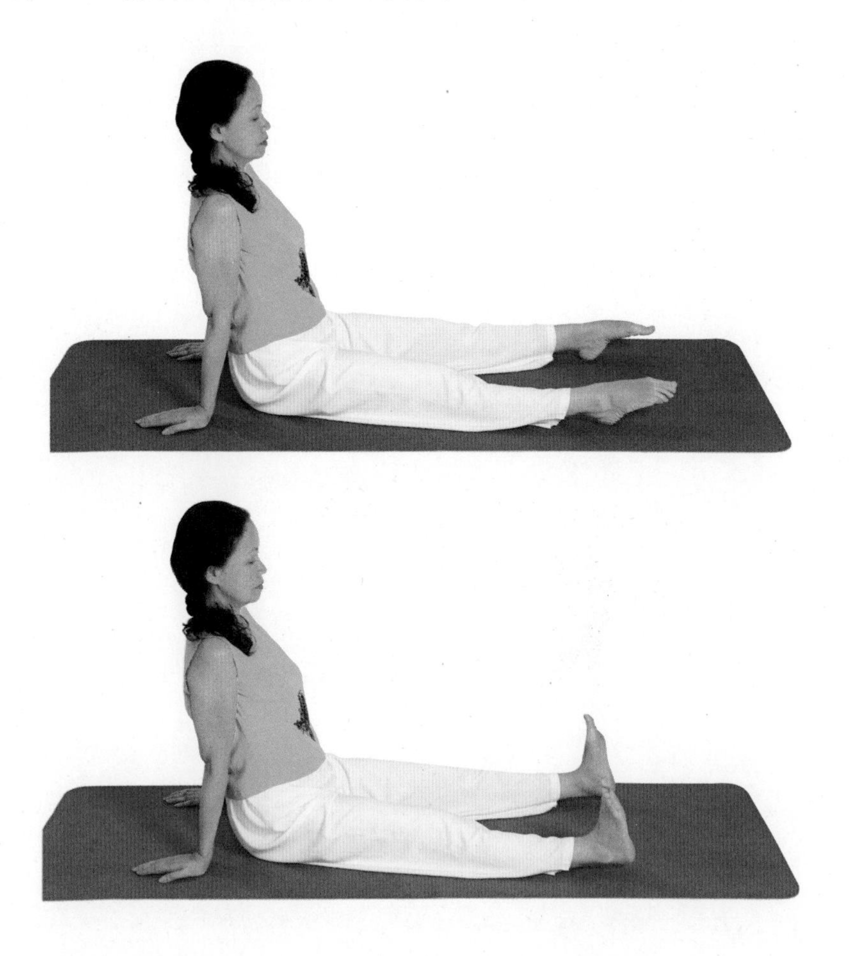

贴心提示

1.力量集中在脚跟和脚腕子上，尽量使你的足跟较大面积地接触垫子。

2.注意不要全身较劲儿，这样会锁死气血和气机，无法打通经络和导引气血（我们不是在练肌肉，而是要打通气脉）。要让你的上半身尽量放松，不要把身体的力量整个压在手臂上，手臂只承担一半的力量。尤其腹部要柔软、放松，便于和缓的腹式呼吸。

3.要让动作、呼吸、心跳包括音乐的节奏保持同一个频率，这点很重要，这叫“场”。

4.务必把你的内力使在脚腕子上，这样可以使经络通道打开，把气血慢慢引到“水泉”里来，再激活“水泉”灌溉全身。这就形成了内在气血对“水泉”和足下6条经络原穴的按摩。

5.可以闭目练习，感受脚踝的转动，体会它带给你的各种感觉（无论是酸麻胀痛，还是冷热感）。

第二式：双腿背部伸展（变形式）

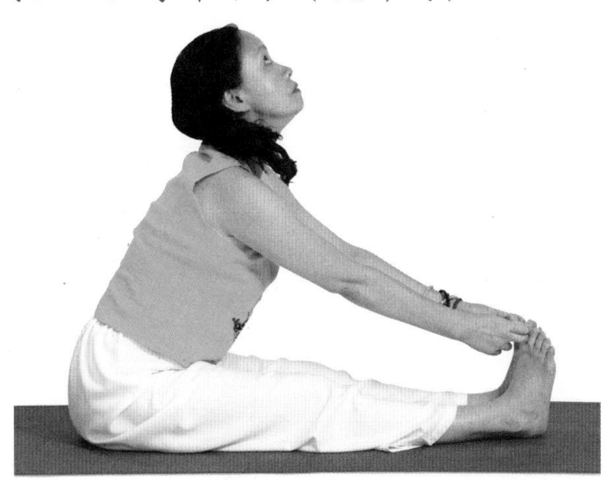

“双腿背部伸展式”是瑜伽体式当中的一个常用功法，从中医经络和中国传统功法的角度来看，这是一个“开阳经”的功法。

人体有“三大阳”——督脉、足太阳膀胱经、命门肾火。

督脉——主人体一身之阳气，它循行于我们的脊梁，在瑜伽中被称为“中脉”。无论是中国的传统导引术，还是印度瑜伽，大多数功法都是围绕着激活或者打通这条主干道而进行的。

膀胱经，又叫太阳经，它占据了人体当中从头到脚最“阳”的位置，是人体抵挡外邪的藩篱、屏障。

命门就更不用说了，如果有人说“伤着命门了”，大家一听就知道严重性了，似乎就代表伤到“根”了。所谓命门就是人体的“生命之门”，是藏元阳的地方，也是人体阳气的能源库。如果命门火衰，就会产生太多的疾病，除了前面所提到过的“漏证”以外，还有带下、月经不调、子宫卵巢问题、尿频急、阳痿、早泄、不孕不育、手

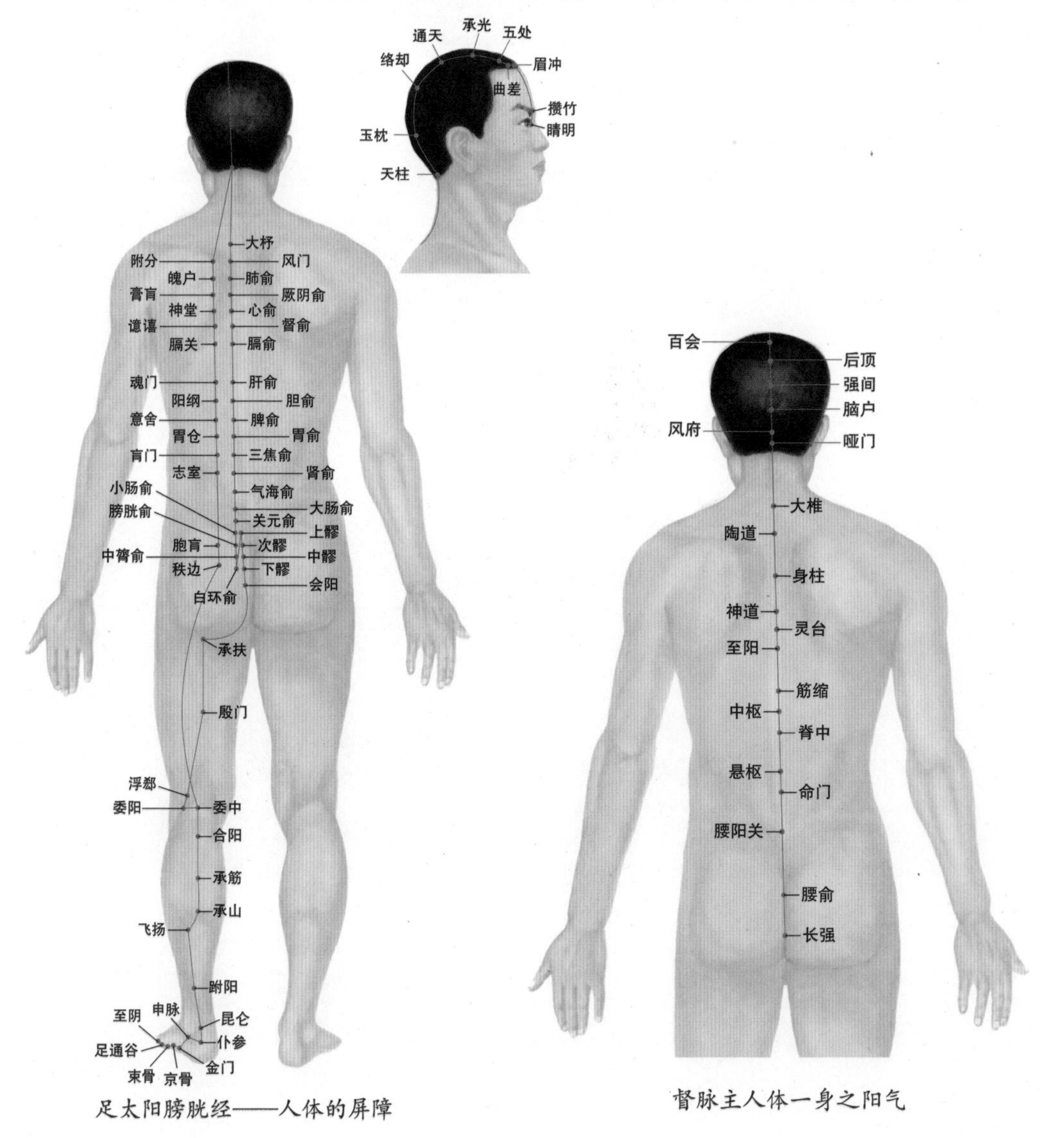

足太阳膀胱经——人体的屏障

督脉主人体一身之阳气

脚发凉、腰膝酸软、耳鸣、小孩的发育不良等，还容易产生惊慌、恐惧、抑郁感；很多肿瘤的发生往往也与它有关。

【例】我认识一位朋友，很多年以来，几乎她的生命中就只剩下两件事了——第一，看病；第二，只要张嘴就一个话题：病！非常怕冷、免疫力低下、子宫肌瘤、崩漏、身体多处长息肉或囊肿、增生，听她的意思全身上下没什么好地方。病是越治越多，旧的未去新的又来，医生对她采取的方法只能是“兵来将挡，水来土掩”。

在一次聊天中，不知怎么跟她扯到了“命门”这个话题，她突然问我命门在哪里？我还未及回答，她就说：“我曾经在一次车祸中受伤，第二腰椎粉碎性骨折。”哇！正巧伤到了“命门”，她再一回想，就是从那以后身体每况愈下的，我再看她的这些毛病，还真的都能跟“命门火衰”挂得上。

命门穴，在第二腰椎骨下面的凹陷处。这也是传统养生功法经常涉及的一个修炼点，简单说，它是“还精补脑”的动力来源。

练习 “双腿背部伸展式”这个功法，虽说只是“筑基”功法，但它可以起到激活、养护这“三大阳”的作用。不仅如此，这个变形后的“双腿背部伸展式”，还可以刺激位于足部的这片“水泉”。

所以，如果练得正确的话，这是一个阴阳合一的功法。

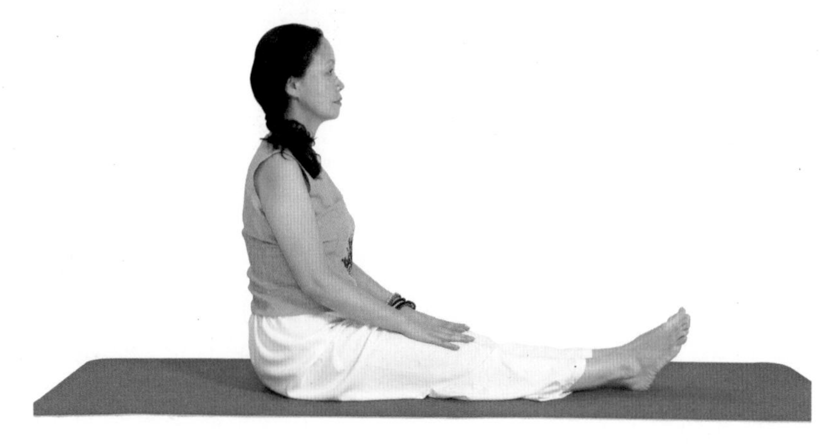

图1

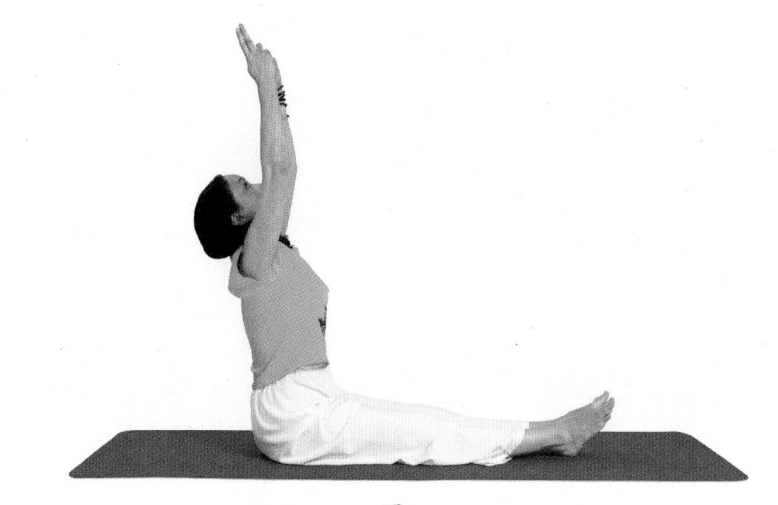

图2

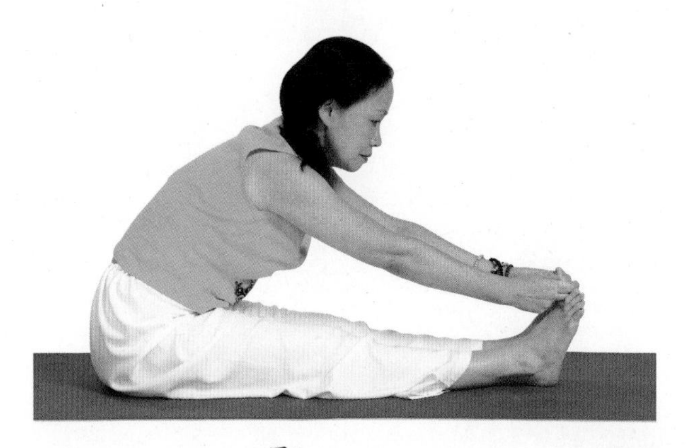

图3

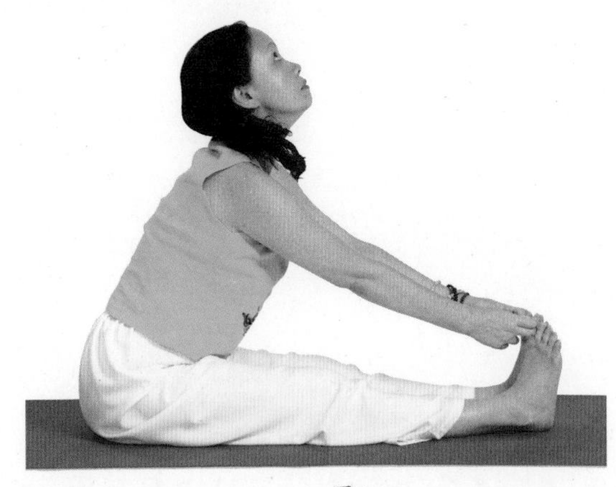

图4

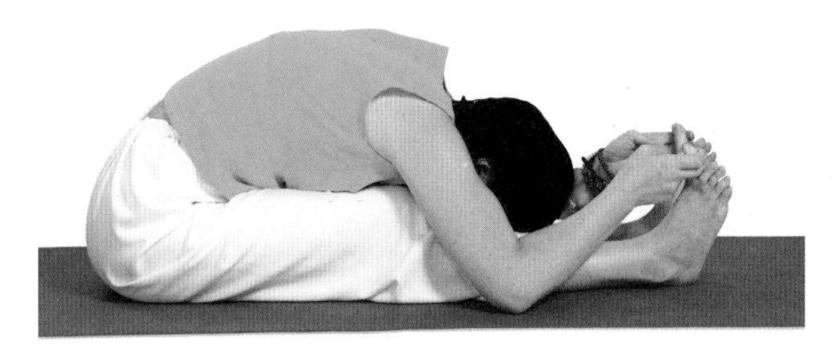

图5

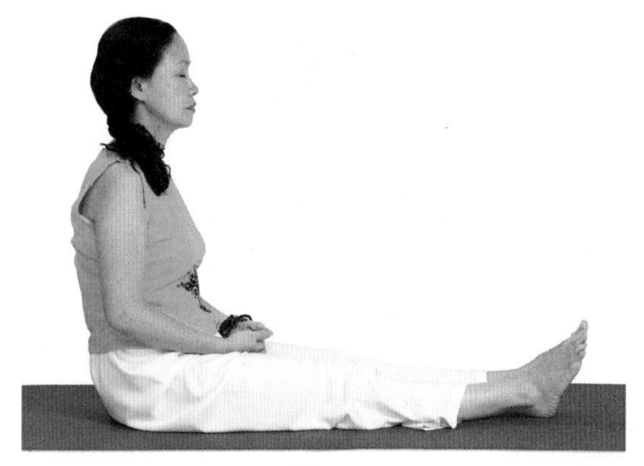

图6

练习要点:

1. 如图1所示坐稳以后，闭上眼睛，放松身体，尤其是放松腹部，做3次平稳、均匀的腹式呼吸。

2. 睁开眼睛，一边吸气，一边挺拔脊椎，以整个肩臂带动身体向上牵引（图2），仰头向上翻看，要用眼神，这在中国功夫中叫“目瞪口呆”，嘴巴要闭上。“目瞪”是固肝魂、泻肝火；“口呆”代表固肾。

3. 两手臂慢慢向前伸直（图3），如果有可能的话，以中指和食指勾住大脚趾，勾住以后先调整好呼吸，然后慢慢抬头、塌腰（图4）。但不可强求。

一定要注意：不是向后弓背含胸，是把腰椎向前（腹部的方向）顶，而尾骨向外挺出去。这样的要求是有特殊意义的，从两个相反方向牵拉、刺激两个重要部位——命门和尾闾，这一段是打通督脉的第一关——尾闾关（中国功夫认为，要想打通督脉必须通“三关”）。

注意力集中在腰椎至尾椎上，两腿的肌肉、关节、神经要慢慢放松；调整3次轻柔、缓慢的腹式呼吸，腹部肌肉不要紧张，这样才能气沉丹田，否则全身收得太紧，打通经络、导引气血没份儿，锁死气血，产生乳酸倒是一定的。

4. 一边调息，一边慢慢地随着呼气向下放松身体（图5）。我过去曾经讲过，这叫“得寸进寸”，身体松一寸，我才进一寸，千万不要“得寸进尺”。

再次强调：不要用大脑指挥身体，大脑这时只是观察者、协同者。

注意：这个功法不是压腿，压腿不能起到锻炼、养护“三大阳”的作用，更不能激活“水泉”，顶多拉拉韧带而已。太多的人把这个体式练成压腿了，我的一个学生过去曾在一家瑜伽馆练习这个体式的时候，被教练用双膝跪在其后背上往下压，结果第二天发现膝窝下一片瘀紫，腿肿了两厘米，这样伤害身体的练习，就只有反作用了。

5. 最后松下手指，慢慢收回身体，如图6；掌心向上（两手相叠），结印，闭目放松，调息10~15秒。

这个功法可以重复练习3次左右。

有困难的练习者，可以降低难度——双手抓住脚腕子或者腿肚子，关键点同样是塌腰、顶尾闾。

第三式：花环（变形）式

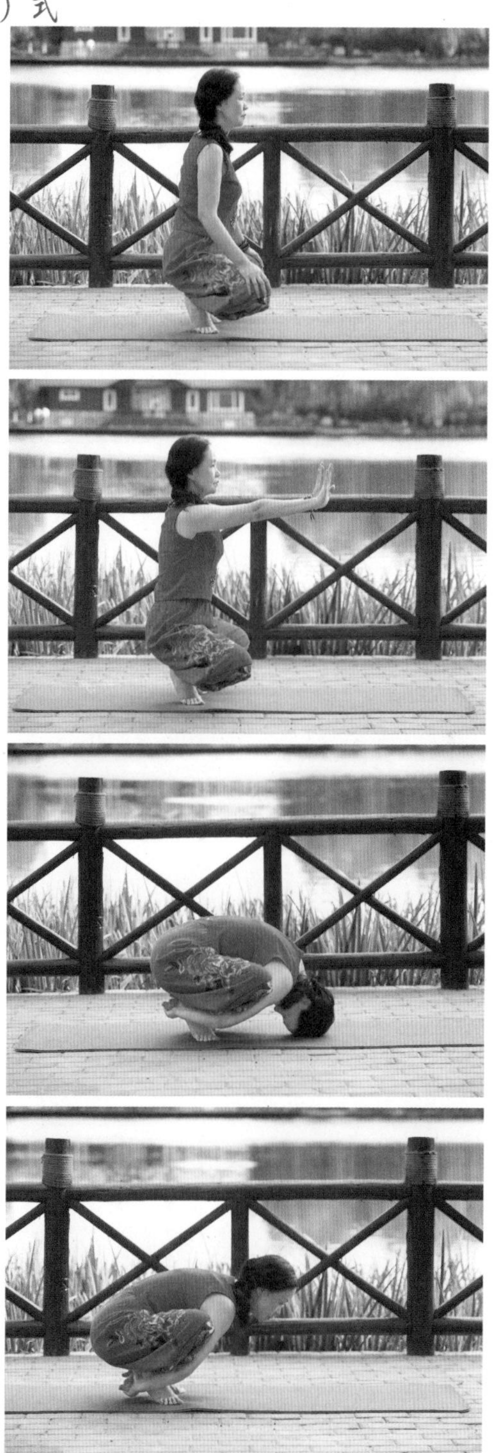

下面给大家介绍的这个功法，是“水泉”补肾法的第三式——花环（变形）式，其实就是瑜伽体式中的“花环式”与易筋经中的“马上献杵势”的合成版。

中医及瑜伽导引法的“滋水涵木法”，并不是单纯的补肾，而是要激活肾这个水脏、水源，用它来灌溉树木。所以，若把“水泉”激活了，滋养肾阴、肝阴、肝血也就有了来源，肝火、肝风自然就得到平息了。

看到这组功法，估计很多人就望而却步了。其实，我在《瑜伽与养生》电视讲座中，一再强调——大多数看起来复杂的体式，其实都是基础体式的变形而已，这个功法也不例外。动形不是最重要的，在动形上做什么才重要。比如，在动形上调息吐纳、放松或者使用内力、意守某个部位等。否则，就不是瑜伽，也不是易筋经和导引术了，那叫花拳绣腿。

如果练习整个套路有困难，可以简单到只练习图1的动作，等练到稳当的时候，再往下进行。饭要一口一口地吃，功要日复一日地练，没学会爬就想学跑，结果只能是受伤。

练习要点：

1. 这一组功法的“根”，就是这个“马上蹲”的功夫，只要能这么蹲着，就等于开始练功了；如果能练到可以蹲住了，全身的肌肉放松，并且轻松地调整腹式呼吸，这气机就渐渐稳固了，每天练就会越来越见功底。下面的举动是在这个基础上的延伸。

2. 这个功法的“魂”，就是易筋经的那句口诀——“心澄貌亦恭”，要练到气定神闲，所以不必着急，要享受过程。

3. 这个“马上”功夫，在传统的功法中有着很重要的地位，当你尽力打开两腿使足跟相对的时候，既可以打开肝经、肾经，又可以激活“水泉”，尤其是刺激肾经上的重要穴位——涌泉穴，涌泉为井穴，属木，木通肝气，是“水经”（肾经）上的“木穴”，正好通“滋水涵木”之意；还有一个关键，这个功法可以引血、引气、引火下行，以此来强肾。

第四式：骆驼式

很多人都有过抽筋的感觉，发生抽筋最常见的部位就是脚掌，我们往往会认为自己缺钙，其实并不尽然，有些人一边补钙一边还是照“抽”不误。还有一个容易发生抽搐的地方，就是眼睛周围，上眼皮、下眼皮或者眼角部位。

抽筋、跳动的原因是什么？

在《黄帝内经》中有个非常形象的表述，叫“在变动为握”，就是说当肝气不疏、肝木不条达的时候，由于“肝生风”，所以它的病态反应可以用一个字来表述，叫“握”。所有蜷曲的、紧缩的、抽搐的、痉挛的现象都是“握”的表现。

它的根源是什么？水不涵木。所以无论是调节肾气还是肝气，光有“水”还不行，肝肾同源，肝还得“用”，肝木还得升发，合理的“用”才能有助于激活肾水，否则这“水”也就成了一潭死水了。因此，必须激活肾水后，还得引到肝木那儿去。

怎么“引”？如何“用”呢？

除了打通肾经、激活“水泉”以外，还必须打通肝经和胆经，因为这两条经络都属木，一表一里。

抽筋虽算不上疑难杂症，但是它已经在提醒你——身体需要舒筋活络、滋水涵木了，为什么往往先从足底或者眼眶周围“抽”起呢？首先“肝主目”，肝气、肝血通目；而足底是肾经的“水泉”，肾经的第一个穴位就是涌泉穴，它又是肾经上的井穴，名副其实的“泉眼”，涌泉本身又属木，这是多有意思的连带关系呀！既体现了“滋水涵木”的相生关系，又体现了互用、制约的平衡关系。人体和大自然一样，就是这么的妙不可言，这“道”里面暗藏了太多的规律。

无论是脚抽筋，还是足跟疼

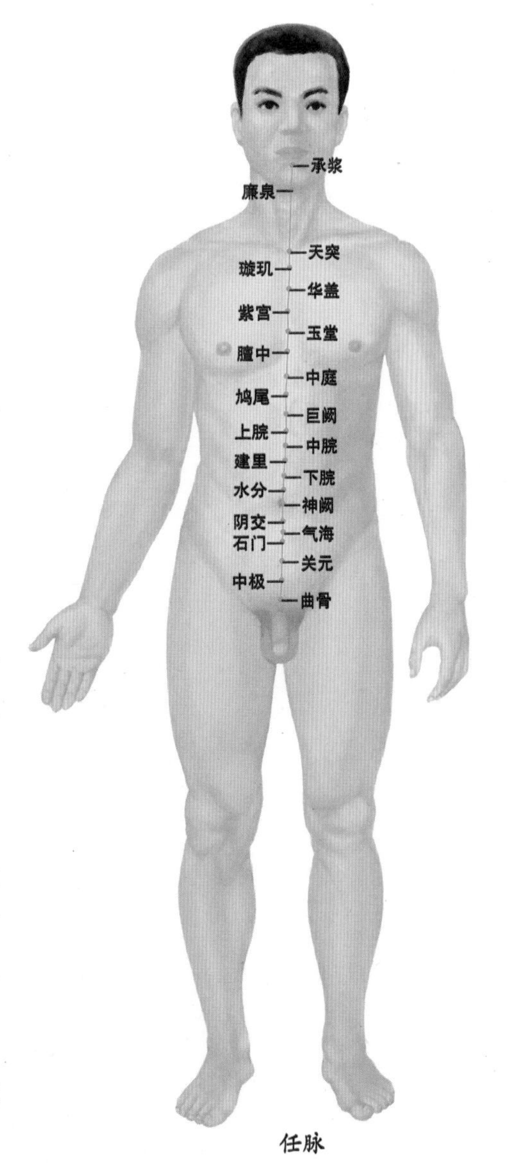

任脉

痛，或者长期腰膝酸软这类肝肾阴不足的问题，瑜伽导引法都有相当不错的调节效果。

骆驼式，就属于这样的调节功法之一。

骆驼式：

这个功法的重点，是在激活“水泉”的同时还刺激了肾经和任冲两脉，任脉主人体一身之阴血，是人体的阴脉之海，所以很重要。

练习要点：

有人或许会说，从动作上看，这和一般的体式、外形瑜伽没啥区别呀？还是那句话——瑜伽不是用眼睛看的，是用心练的，姿势只是外相，要学会透过现象看到、学到内在调节的本质，你就真正掌握瑜伽的练习之道了，这样才能激发身体的调节机能。

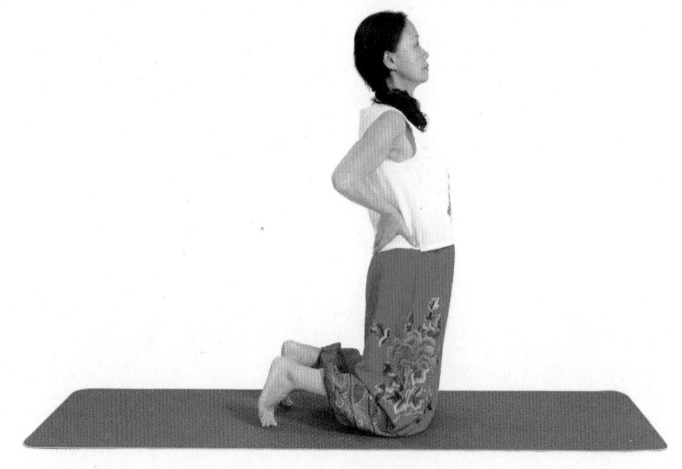

图1

1. 如图1，跪在垫子上以后，两腿分开与肩膀同宽，一定要踮起脚趾，目的是为了开肾经、开“水泉”。

2. 两手叉腰的时候，要注意大拇指在前，其余四指和手掌在后托住整个腰部，倒过来就错了。

3. 如下图，吸气的同时，一定要先将头后仰，在确定头、颈、肩可以放松的前提下，再慢慢向前挺胸、顶胯、顶尾骨，使身体呈半个括弧形。

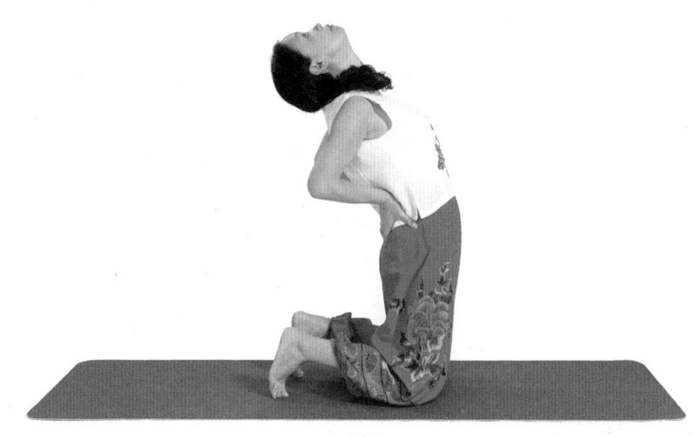

图2

在这个体式上调整轻柔的腹式呼吸，注意力集中在丹田部位，这叫意守丹田。眼睛向后翻看，尽量保持身体肌肉的放松。

我在教学中发现，很多初学的人，常爱犯的一个错误就是挺胸撅腚、呈S形（尾椎向后，身体下坐的感觉），这就错了。

身体僵硬的人，练习到这儿就可以了，千万不要强求往下练习。

4. 待身体适应，并且可以在图2的状态下完成内在的体验之后，再往下进行：一只手先握住足跟，然后再用另一只手握住足跟，将身体反弓，夹紧肩胛骨，头、颈、腹部继续放松，保持轻柔的腹式呼吸（其余同上）。腰胯部也要放松，否则就会锁死肌肉、锁死气血，非但不能打通气脉、导引气血，只能产生乳酸。

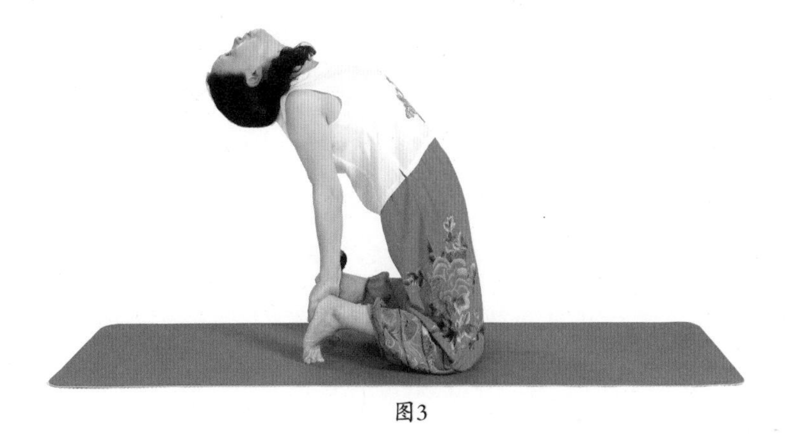

图3

5. 还有一个重点，就是如何“起身”？

注意：正确的方法是伸出左臂，深吸气，一边呼气，一边弯曲右臂，以右臂屈肘以后的反弹力，配合腰部的力量向前推起，回复到图5的状态，放松。这样即使用力稍大，身体向前趴到垫子上，也不会受伤，更不会伤及气脉。

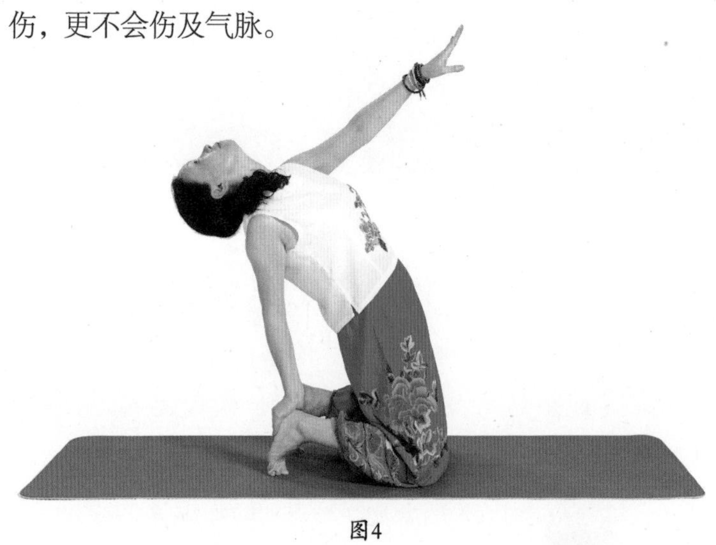

图4

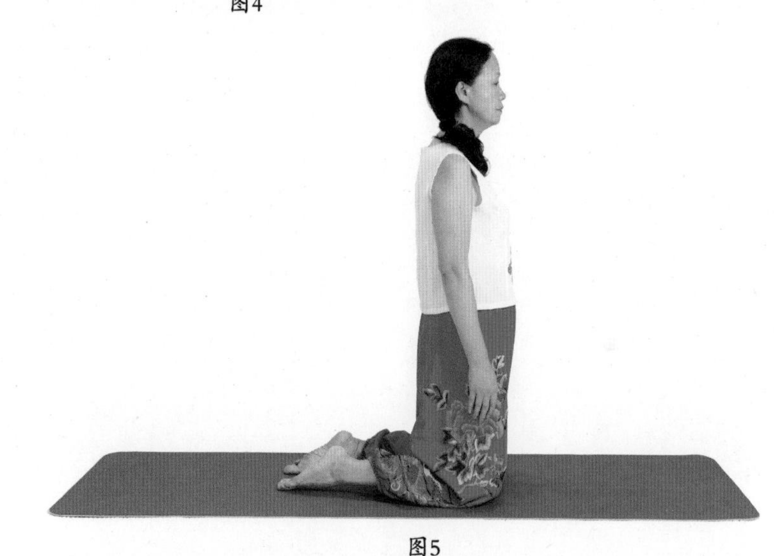

图5

6. 收功，如图6，放下脚背，跪坐在脚后跟上，全身放松，静心，做3次深长、缓慢的腹式呼吸。

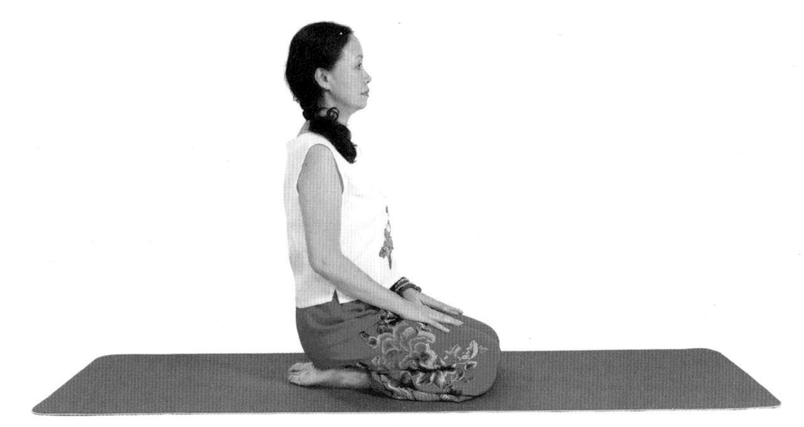

图6

这个功法可以重复练习2~3次。

最后，用婴儿功梳理一下身体，帮助气血回流。

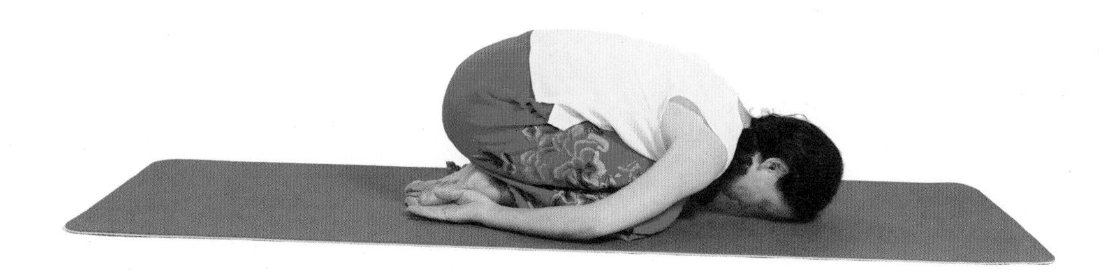

第五式：顶峰式

尤其在女性当中，怕冷的不在少数，不要小瞧了这个怕冷，它不是多穿几件衣服的问题。如果经常手足发凉，或者上热下寒，就要引起注意了。

有的人在怕冷的基础上，还伴有经常性的腹泻、便溏，或者尿多、腰膝酸痛、脘腹冷痛、水肿、痛经等。

怕冷，证明身体有寒，或者“底火”微弱，不抗寒，中医叫畏寒，而寒为冬季所主，冬季是肾当令的时节，因此它通肾气。这些问题中医称之为肾阳虚或肾阳不足，阳虚则寒，反过来寒气又伤阳，中医有句话叫“遇寒则凝”，气血一旦凝滞，气机就会不通，不通则痛，所以阳虚的人会出现疼痛性的疾病，比如关节痛、脊椎病变、痛经等。长期气血不通，发展下去就会在体内产生瘀血，而形成肿瘤的基础。

怎么办？

中医有一些药方可以调理这些问题，但是我们不能总是依赖药物来保证身体健康吧？即使用药物调整了一段时间，我们又如何来保持长期的健康呢？保养还得靠自己。

在这个“水泉”补肾法中，前面几个功法着重介绍了如何激活“水泉”的方法，而单纯激活“水泉”还不能完全达到补肾的目的，因为肾水（肾精）必须通过肾阳的气化作用才能形成肾气。如果肾阳不足，就必然引起肾气虚。

打个简单的比方就容易理解了，比如要想把馒头蒸熟，光有水不行，还得有火，只有在火的作用下才能使水通过加热变成蒸汽，只有蒸汽才能发挥蒸馒头的作用。这里的水就好比肾水（肾精），火就代表肾阳（又叫“命门之火”），在两者的共同作用下产生了蒸汽，就相当于“肾气”，只有肾气才能为我所用，使全身五脏六腑的活动正常。

有人或许会说，怕冷多运动、加大运动量不就行了吗？比如跑步、打球、高温瑜伽，出一身大汗不就不冷了吗？听起来好像有道理，但这是标准的歪理。

中医说“动则扰阳”，所谓扰阳，不是温阳、温肾，而是在向外调动阳气，消耗阳气。高温瑜伽就更要命了，我们以前讲过，它伤阴、伤阳、伤心气、伤肾气，这是毫无疑问的。这些都只不过是把里面的阳气调到外部而已。而阳虚怕冷，本来就是身体里的热力匮乏，热能储备不足，好家伙！你再去加速它的消耗，岂不是越来越少？这分明是能源浪费。

所以，肾虚者补肾气离不开肾阳。

练习“顶峰式”可以帮助我们在打开“水泉”的前提下，打通膀胱经，刺激督脉。膀胱经是太阳经，又和肾表里相通，打通膀胱经才可以达到气化补肾的作用；督脉主人体一身之阳气。有了这两样就有了肾阳这个动力，再加上“水泉”的作用，就可以产生“蒸汽”（肾气）了。

练习要点：

1 跪坐在垫子上，两个足跟向外打开，两手平放在大腿上（图1），身心放松，调整3次轻柔的腹式呼吸。

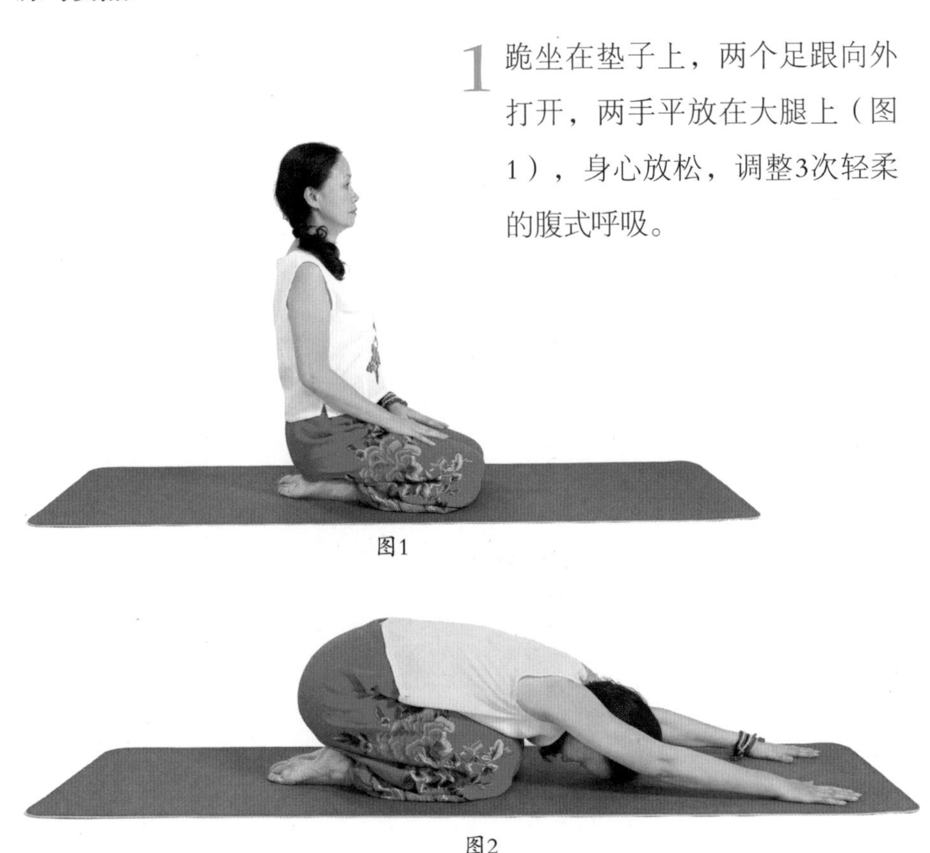

图1

图2

2 如图2，趴在垫子上的时候，尽量不要使臀部离开脚后跟，两手臂带动整个后背向前伸展，腰部以下放松；闭上眼睛，静静地调整呼吸，体会后背和身体两侧的伸展感。

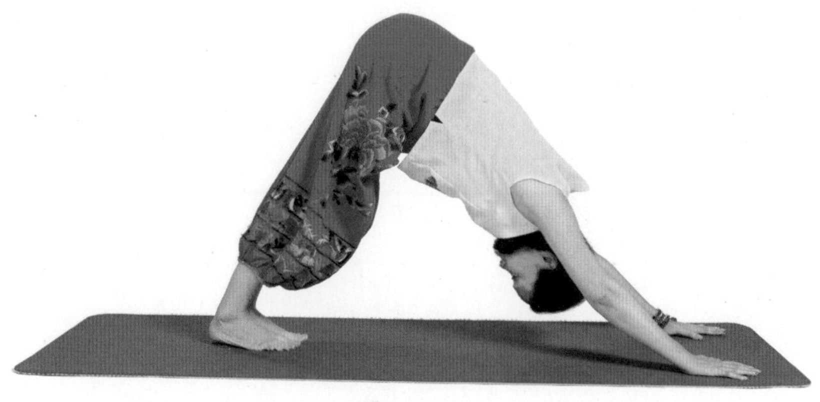

图3

3 调整好呼吸以后，手在原来的位置上不动，慢慢地跪立起来，用脚趾头抓住垫子，让身体向后挺立起来（如图3），手臂用力后推身体，肩膀向后下方推，两腿伸展，随着一呼一吸，慢慢地向下弹压脚后跟，重复9~12次，节奏要慢。

4 这时，从脚下的涌泉穴到足跟部的“水泉”都受到了良性刺激，而且整条膀胱经、督脉都得到了锻炼。最后，一步步地回到图1的坐姿，闭目、结印、放松、调整呼吸。

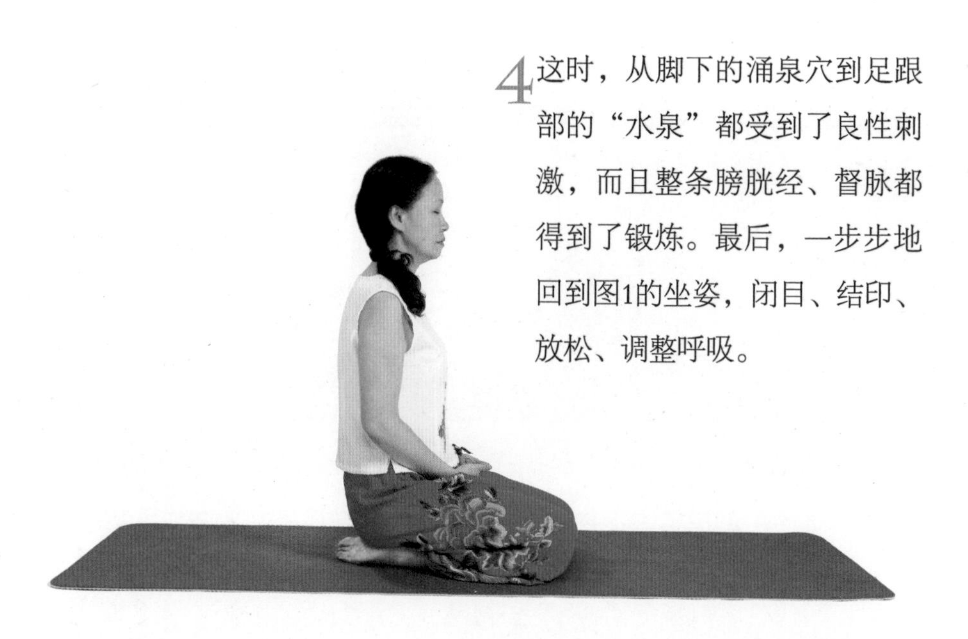

第六式：蹲功（变形式）

瑜伽当中有一个极好的功法——蹲功，往往被太多人忽略了，尤其是很多瑜伽教练既不爱教，更不爱练，大概是因为这个体式体现不出什么柔软度和高难度的技巧吧。

其实这个功法是最见功底的，在中国功夫当中，一是“站桩”，二是“马步”，如果不把这两下子练好了，就等于没练功，这是真正练功人的根基，是动功中的定功，既练身又炼神（定心），这在易筋经中叫“易筋、洗髓相结合”，也是修身与养性结合的功法。

我们都知道一个道理，人老先从腿脚老，因为人体的气机是由下往上逐渐衰退的，你看小孩子，没有一个老爱坐着的，总喜欢跑跑颠颠的、一蹦一跳的，就连婴儿都爱踢腿。但是，你见到过几个老人走起路来蹦蹦跳跳的？即便跑起来身子也是往下沉的。

为什么？

人体的气机藏在“根”上，这个气机的“根”就是肾。人的气力是由肝、肾负责的，肾主骨、肝主筋，筋骨一衰，还不提前衰老？还整天空谈什么瑜伽塑身、美容、抗衰老？里面都“糠”了，外面还能美？

蹲功不但固肾、养肝、养心，而且坚持练习还能够调理很多身体上的疾病，比如妇科、男性前列腺及各种生殖、泌尿系统的问题；对高血压的人也是一个很好的功法，可以引火下行、引气归元；配上（下一节的）树功同练，还可以疏肝理气、降心火、降血压；如果每天坚持练习，不仅延缓身体衰老，而且可以预防脑功能退化症。练习这两个功法还不用担心拉伤韧带。

蹲功（变形式）

蹲功分三个步骤练习：

第一步：站功

如图1，首先要练好这个“一字步”的站功。

重点：要练到身体的肌肉、关节以及整个身心都能自如地放松，这样才能使身体的气血不被锁死，经络通道自开，身体会自动地将气血导引至整个腰胯部和腰椎的“命门”处，这个区域中医称之为“肾之府”，就是肾精、肾气“居住”的地方。

另外，我们老百姓常说一句话，叫“脚下要有根”。一是因为脚是人体的立足之本；二是因为这个“立足之本”和人体的“生命之本”——肾，它们是同根的。所以，养护好这个“根”对健康尤为重要，而这个“站功”就是在锻炼和养护我们的这个“根”。

这个站功，比你用按摩器刺激腰部强百倍，按摩器不能导引气血，而这么一站，就是直接从内部按摩关节、命门、肾之府。

练习要点：

1. 两个足跟分开一拳大小的距离。站稳以后，慢慢向上挺胸拔背，但腹部要放松，那口气要沉下去，这叫“阳刚阴柔”，就是说脊梁骨要挺拔，这叫“阳刚”；而前胸、腹部、脏器属阴，这些部位要柔软、放松。

2. 要沉肩坠肘，整个手臂直到手指头都要尽量放得很松。

3. 最少做3次轻柔、缓慢的腹式呼吸（也可以较长时间地保持这种站功）。这时你会发现整个腰胯部都受到了一种自然力量的刺激和按摩，你并没有用一点人为的意识去收缩肌肉。

4. 初次练习的人，“一字步”如果有困难，可以稍稍降低一点难度，做一个打开的“八字步”，等到关节灵活、协调性增强了，再慢慢规范。

注意：这个功法随时随地可以练习，但是一定要静心、调息。整个蹲功不能说话，要做到“目瞪口呆”，牙齿要合上，这样才能固肾气。

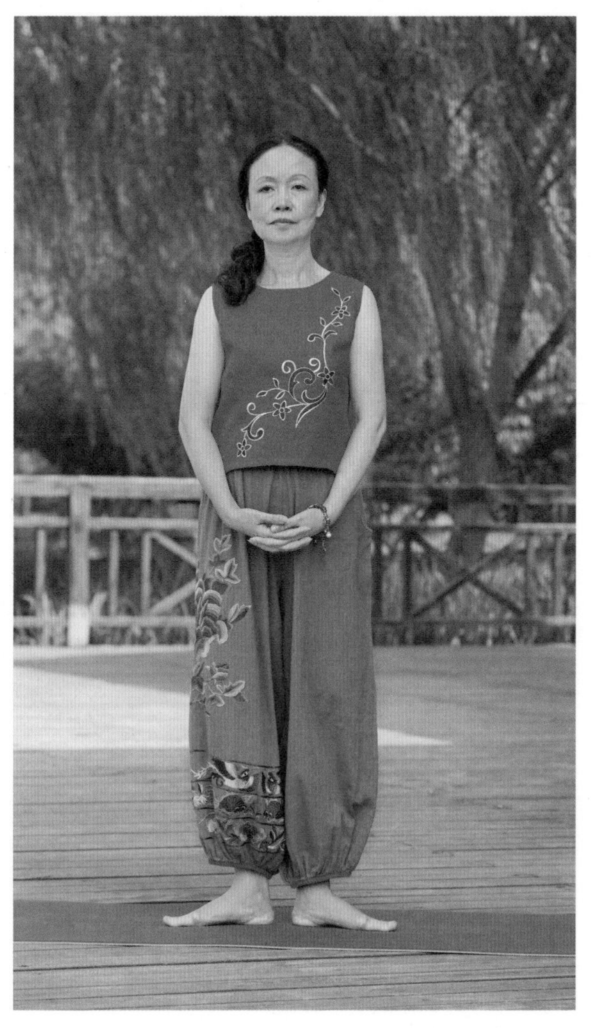

图1

第二步：提踵

通过“提踵”（抬脚跟）不仅可以打开、激活“水泉”，还可以促使肾水上行，而气血、心火下行，形成“心肾相交”“水火相济”的态势，这样有助于产生肾气，使全身之气周流，从而调理很多的疾病，比如：调节血压，降肝火、心火、胃火，调节手足发凉、痛经，起到温肾、暖宫（子宫、卵巢）的作用。另外，还是一个极好的预防和调节脏器下垂的好功法。

前提：光摆造型没有用，必须注意下面的练习要求，一定要将调息、收束、放松、内力、意守等融入体式当中，才能有效果。单纯摆造型不能调节脏腑功能。

练习要点：

1. 在保持站功的基础上，如图2，吸气的同时，慢而平稳地踮起脚后跟，这叫“顶天立地”，就是脚掌用力拄地，刺激足跟上顶，这种“上顶”的力量一直传导至我们的“肾之府”——整个腰椎和骨盆的部位。

这在中医和传统功夫当中称为“下实”，代表人体的肾精要饱满、实在。

2. 气沉丹田，同时“撮谷道”（提肛收肾、收缩肛门），整个骨盆、臀部收束。

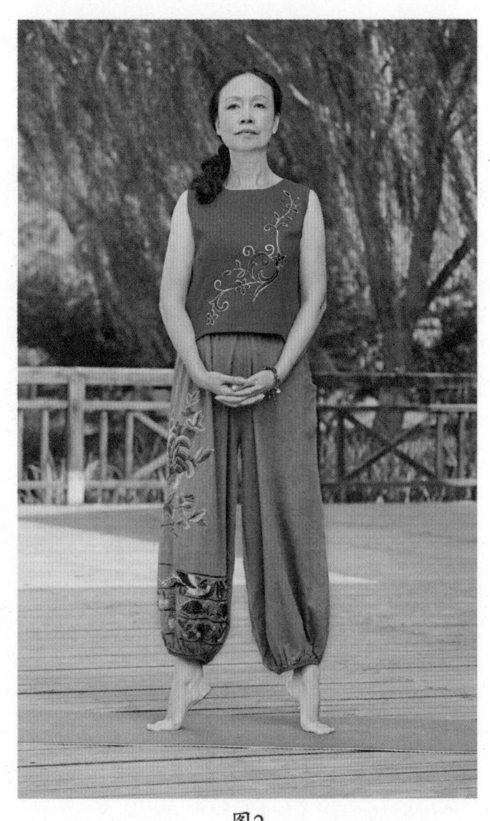

图2

3. 脊椎向上提拔、延展；眼睛稍稍上视，用一点眼神（聚光）。肝主目，肝又是负责全身气机升降的，这样有助于肝气生发，而肝肾同源。

4. 仍然要保持整个手臂放松。

注意：提踵这一步，都是在吸满气后，屏气不呼的状态下完成的。

第三步：下蹲

在提踵的基础上，一边缓缓地呼气，一边徐徐地下蹲，始终保持踮起脚后跟。

练习要点：

1. 呼气和下蹲是同步进行的，都要慢。

2. 下蹲的时候，注意力集中在尾椎上。让你的尾椎垂直地面下行，膝盖和整个骨盆慢慢松开，两胯、两膝向外打开，有控制地下蹲。

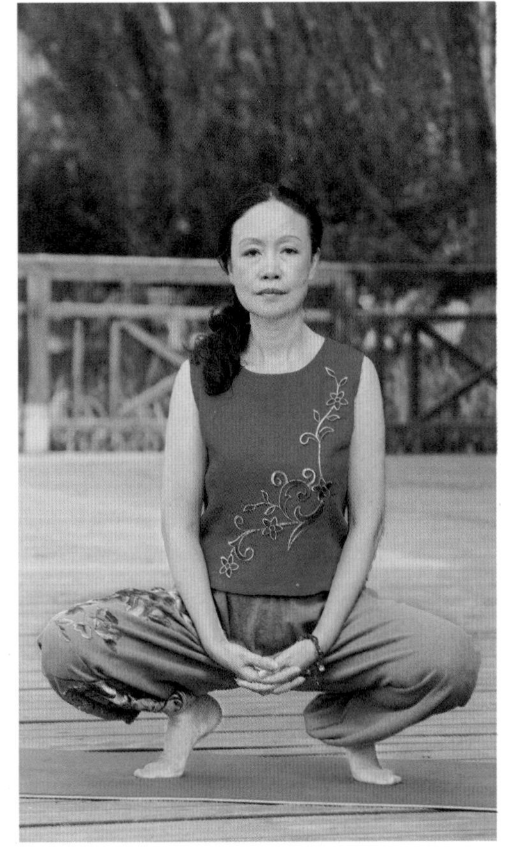

图3

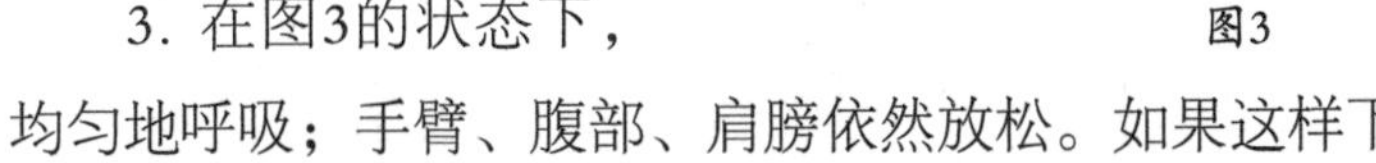

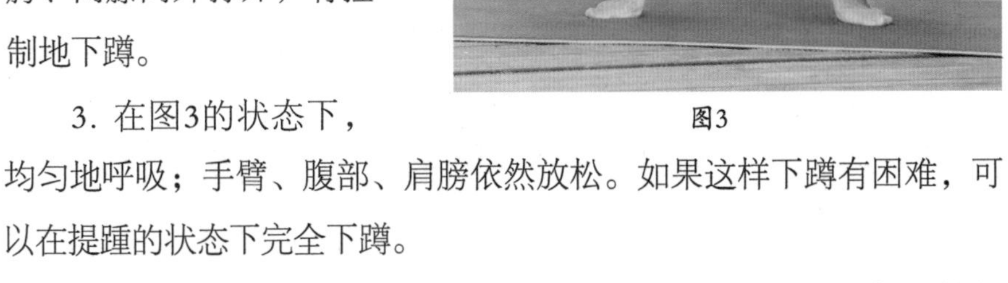

3. 在图3的状态下，均匀地呼吸；手臂、腹部、肩膀依然放松。如果这样下蹲有困难，可以在提踵的状态下完全下蹲。

注意：脊椎必须垂直地面，身体不可以前倾，达到你的极限就行了，不要强求。

4. 起身时，缓缓地用脚掌的力量把身体向上“推”起，头顶始终对着天空的方向，回到图2的状态，最后落下脚跟回到图1的状态。

最后，松下手臂，闭目调息。

第七式：树功

在瑜伽体式当中，有一个常用的平衡功法——树功，也就是咱中国人常说的“金鸡独立”的一种。

它不仅可以锻炼小脑的平衡力，加强人体的协调性、灵活性，从中医角度看，它还是一个调理肝肾和梳理全身气机的功法。

它可以把气血引到肾这棵大树的根儿上，合掌向上伸展的双臂牵拉了两胁的肝胆经，使得肝气得以生发、条达，这棵“树”从形式到实质，都体现出了肝肾同源、滋水涵木的原理。

练习要点：

1 站立，静心并调整好呼吸以后，如图1慢慢地将重心移向前面的一只脚，由脚跟、脚掌、脚趾头一步步地抓稳垫子。

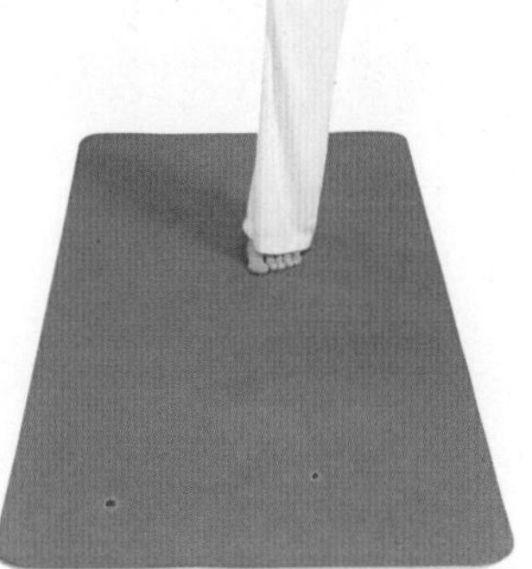

图1

2 重心前移以后，如图2将后面的一只脚慢慢地用手抓住，将其顶住另一条腿的内侧。顶住以后，眼睛向前平视，不要再向下看。

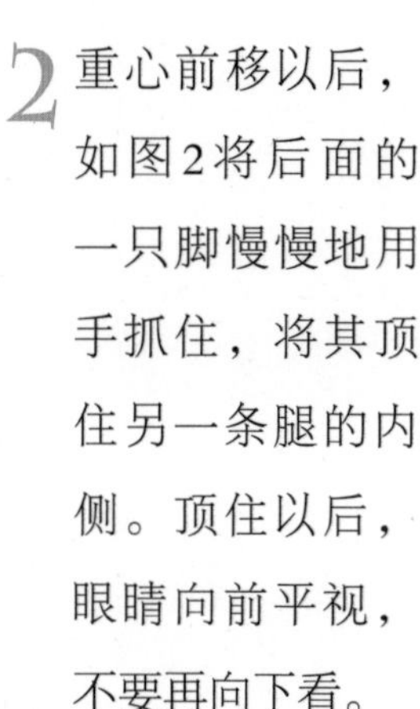

图2

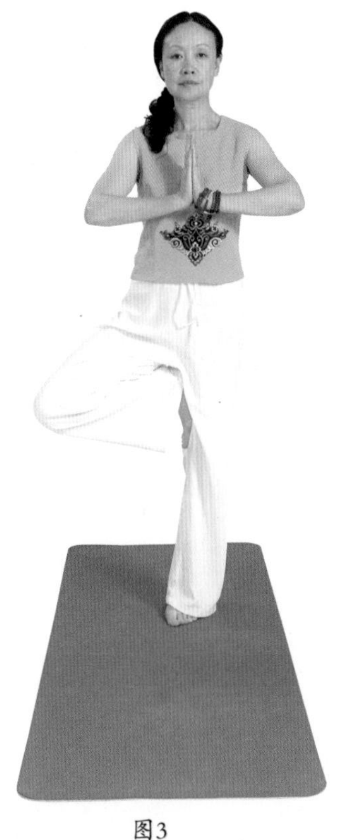

3 吸气，抬手臂；呼气，合掌于胸前，如图3。

图3

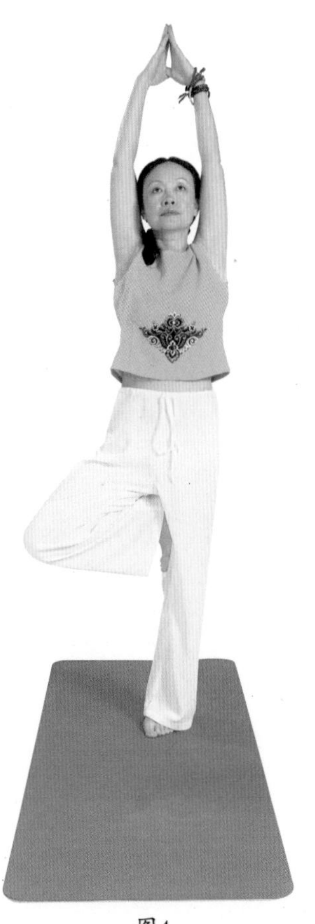

4 将两个大拇指交叉勾住，一边吸气，一边将整个手臂缓缓上举，如图4，眼睛在前方找准一个点，定住，调整平稳的呼吸。手臂虽然向上提拉，但是气一定要沉下去，颈部和肩膀的肌肉不要人为地夹紧，不要使你的肌肉太紧张，以免锁住气机，就白练了。

图4

停留30秒左右，然后换腿，按同样的方法练习。

第八式：风吹树式

最后，用“风吹树式”来梳理一下全身，既可以激活“水泉”，又可以深度调节肝胆经、脊椎和两胯，也是一个肝肾同源的修炼方法。

这个功法的好处非常多，简单地讲，比如肝郁或肝阳上亢引起的乳腺疾病，长期练习具有很好的预防和调节作用（刚做完乳腺手术的人暂时不要练习这个功法）；对更年期、高血压等也有较好的调节作用。

总之，这个功法可以每天练习，因为无论你是体力劳动者，还是脑力劳动者，或常坐办公室者，或是学生等，都需要每天梳理自己的气机，气机不通，各种疾病都有可能产生。

练习要点：

1 图1，其实就是一个摩天功。十指相扣、反掌，吸气的时候绷手臂向上推掌。

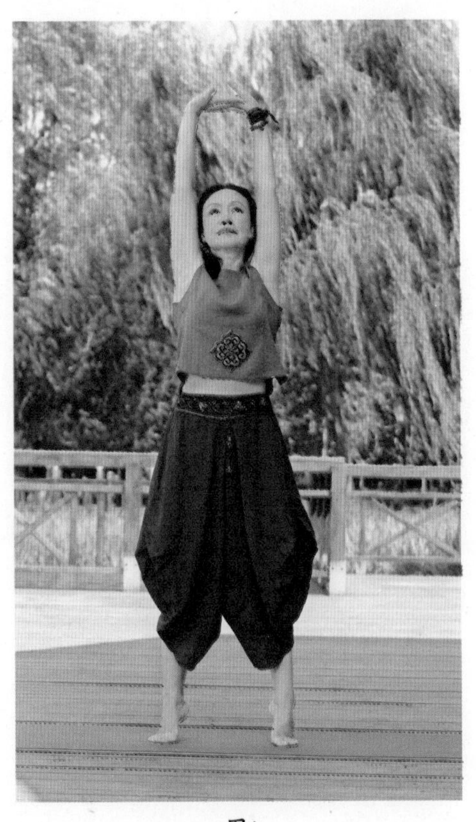

图1

2 如图2，一边呼气，一边向左倾身。

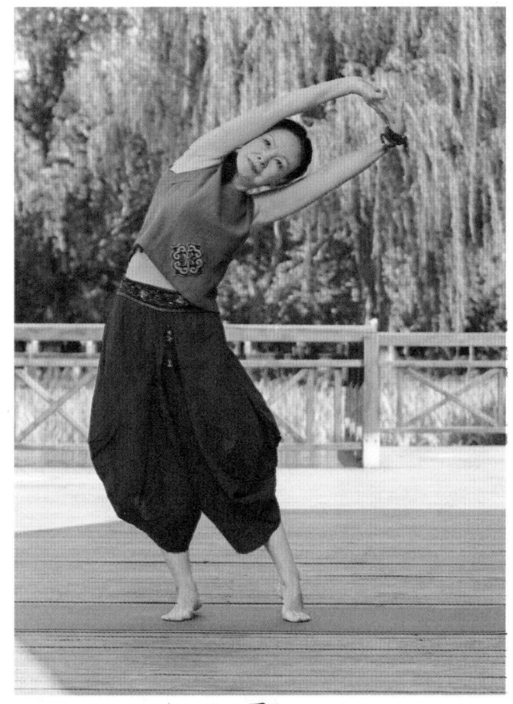

图2

贴心提示

看上去这是一个侧弯腰的姿势，因此大多数人认为只要弯腰幅度大就好了，大错！注意这个功法的名字取得太好了，是“风吹树式”，不是“侧弯腰式”。

有什么区别？这里的“风”我理解有两个很好的含义：

第一，风代表一种劲道，不单纯是“树”这个躯干、肢体上的屈身幅度；

第二，肝胆之气本来属木，与春季所主的“风”气化通应。

因此，在练习的时候要注意：比如，向左侧身的时候，重点是以左手的力量向外反掌推拉右手臂，这是借助于内力，这时不要考虑侧弯的问题，只考虑把你的右胯顶出去，放松腰胯，至于弯到什么程度，是身体自己的事情，这样才能使气机顺畅。

我们是在梳理肝胆经，不是在练形体表演。这又是真假瑜伽的一个区别，如果你只顾侧弯腰，不仅身体容易受伤，而且肌肉收缩以后，人为的力量过大，气息不会舒展，绝对无法做到气沉丹田，当然也就注定了锁死气机，还消耗体能，更谈不上打通经络、导引气血了。

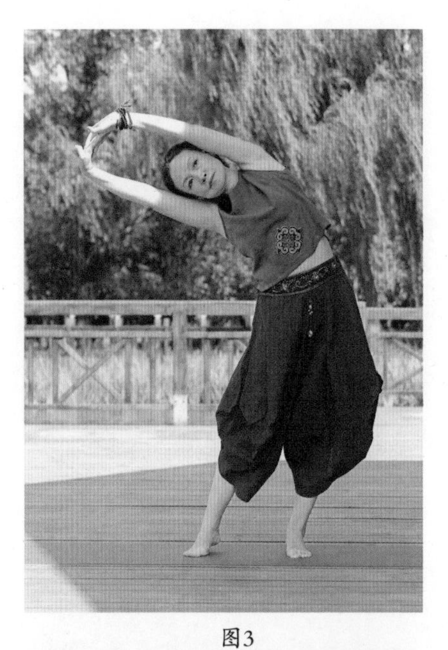

图3

3 从图2吸气回到图1，呼气的同时再反方向做，如图3。

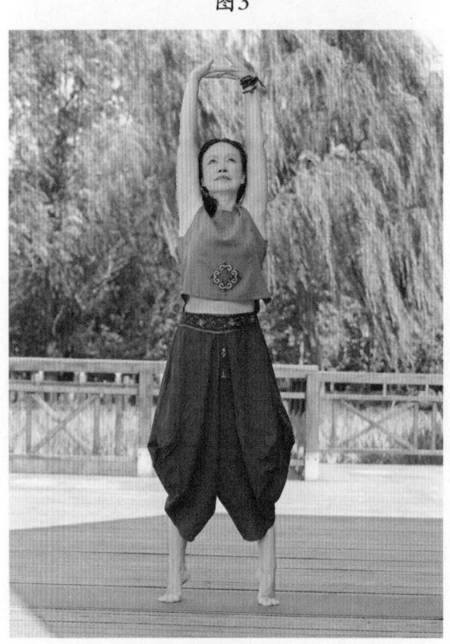

图4

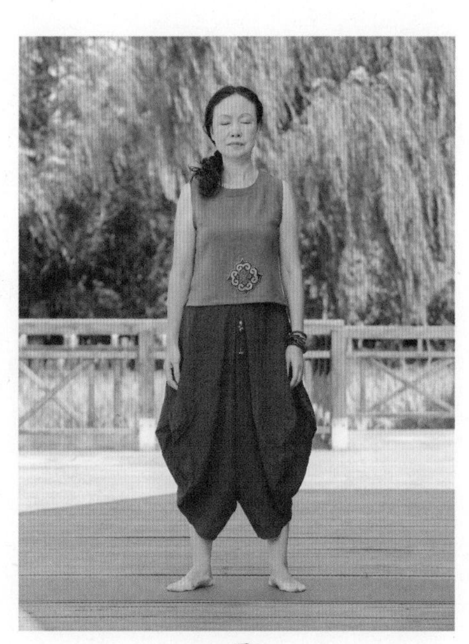

图5

4 吸气，再回到图1的状态。

5 整个过程都在踮脚掌的前提下完成，最后随着手臂的下落，同时落下脚跟，收功，闭目放松，调整3次深呼吸，再重复练习2~3次。

到此为止，“水泉”补肾法的八式练习就全部介绍完了。大家可以按照这个顺序把它组合起来练习：

1. 脚踝转动式
2. 双腿背部伸展式（变形式）
3. 花环（变形）式
4. 骆驼式
5. 顶峰式
6. 蹲功（变形式）
7. 树功
8. 风吹树式

这八式功法，要整体练习效果才好，尤其骆驼式不要用来单式练习，也不要把它作为首个功法来练习。

最后，有两个好的建议：

第一，“水泉”疗法，如果放在下午的3~7点这个时间段练习，可以事半功倍，因为这是“水时”，是膀胱经和肾经当令的时间，它们属于“水脏”，而且现代医学也发现，这个时间段是一天当中人体关节液分泌最为旺盛的时候。这个时候气血容易导引至“水泉”，正好借助天时、天力，这也叫“天人合一”。这个时辰练习该功法，尤其对于“三高”、心血管调节很有好处，对于风湿性关节炎、类风湿性关节炎及强直性脊柱炎等的调节也很有效。因为这些病都与风、节、筋、骨有关系，也就是与肝风、肾水有关，在这个时段坚持练习大有裨益。

第二，如果方便，最好能在练习这套功法之前，先用热水泡泡脚，15~20分钟（患糖尿病的人要注意水温，不要太烫）。泡脚以后再练习“水泉”功法，对激活“水泉”并灌溉、输布全身及气化补肾、打通气机很有好处。

江苏卫视《万家灯火》栏目文道老师讲座视频
——瑜伽“水泉”补肾法

“旋”开你的生命之门

瑜伽导引法的真功夫是什么？

最起码也要能够“活动”内脏、调节脏腑功能，才叫练功。

脏腑激活了，运转、运化自如了，筋骨皮当然也就随之健康了。反之，如果只是外形的锻炼，运动强度越大就越会使你的气血往外调取，与脏腑抢夺气血，脏腑的功能就会越练越弱，这叫“外强中干”，动作灵敏而脏腑失运，渐渐地就容易形成内虚了。

瑜伽当中的体式，常常容易被人误解为使身体更加柔软的一种训练方式，为此有很多“特牛”的功法，由于失去了“柔软”这个身份而被打入冷宫，甚是可惜。

除了曾提到的蹲功以外，今天再给大家“挖掘”出一个极好的功法——腿旋转式，这也是容易被瑜伽练习者们忽视的功法之一。

有人可能会说，这不就是一个转动腿部的动作吗？记住，真正的传统瑜伽或者导引术，从来都不是在做表面功夫的，什么叫表面功夫，就是活动活动四肢、关节、筋骨皮。

瑜伽导引法的真功夫是什么？

最起码也要能够“活动”内脏、调节脏腑功能，才叫练功。脏腑激活了，运转、运化自如了，筋骨皮当然也就随之健康了。反之，如果只是外形的锻炼，运动强度越大就越会使你的气血往外调取，与脏腑抢夺气血，脏腑的功能就会越练越弱，这叫“外强中干”，动作灵敏而脏腑失运，渐渐地就容易形成内虚了。

而通过“腿旋转式”可以学会透过现象看本质，你所看到的现象是“转腿”，其实它的实质是在运转腰腹这个轴，这正是“先天之本”和“后天之本”同修的一个极好功法。

“肾为先天之本”，调理了肾，就激活了生命的源泉——命门，可以起到提升女性子宫、卵巢的功能，调节痛经、宫寒（小腹冷痛，月经色暗，瘀血）、肾虚等问题；男士的肾功能、泌尿系问题，比如前列腺疾病也可以得到改善；还可以激活人体的阳气，延缓衰老。

“脾为后天之本”，这个功法促进脾胃的运化功能又是一绝。脾胃的病气往往会留于两髀，腿旋转式显然可以打通这里的通道，散掉病气。最关键的是这个功法可以直接运转和提升脾胃的运化功能。

这些功能到底是如何通过这个功法体现的呢？关键是要掌握它的练习方式，这才最重要，如果方法不对，就变成了疲劳加徒劳。

练习要点：

单腿旋转式：

1. 躺好以后，调整3次深呼吸，两手掌心向下放在臀部的两侧，用两个手臂贴紧两胯部，大拇指压在臀部下面，以便在旋转时起到稳定身体的作用。

2. 吸气，缓缓地抬起一条腿，以胯骨为轴心，顺时针方向旋转6~8次，再逆时针方向旋转6~8次。保持上身不动，尽量将胯部打开。

3. 放下腿后，仰卧闭目放松，调息。然后按同样方法换另一条腿来做。

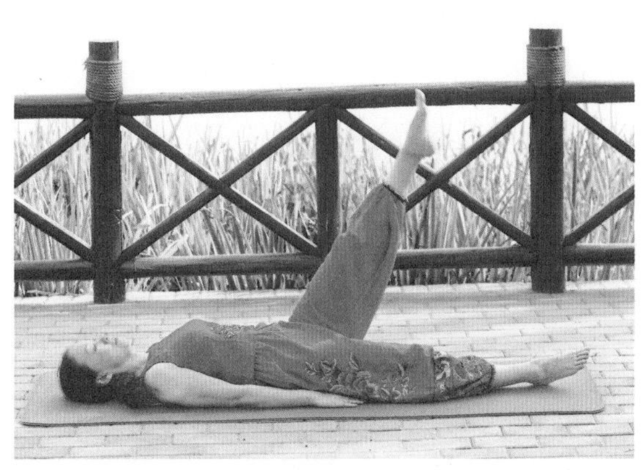

图1

双腿旋转式：

4. 如图2，吸气，抬起双腿，顺时针方向旋转6~8次，自然而有节奏地腹式呼吸，其实调息本身就可以升清降浊。

注意你的腰骶部，你会发现身体的力量集中在腰骶部，循环按摩督脉的命门、尾闾（长强穴）和膀胱经上的八髎穴——这几个强肾的关键穴位。

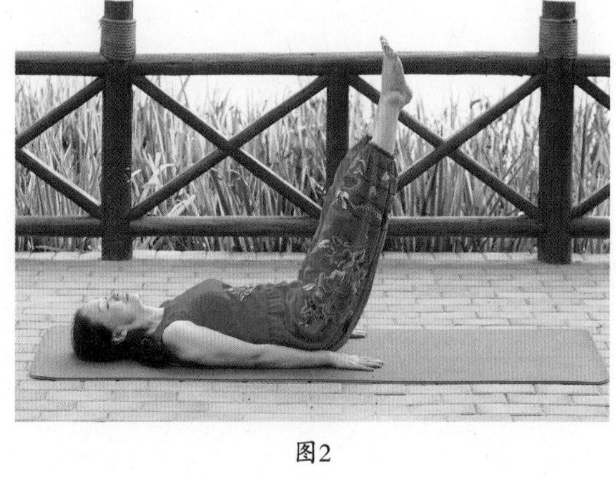

图2

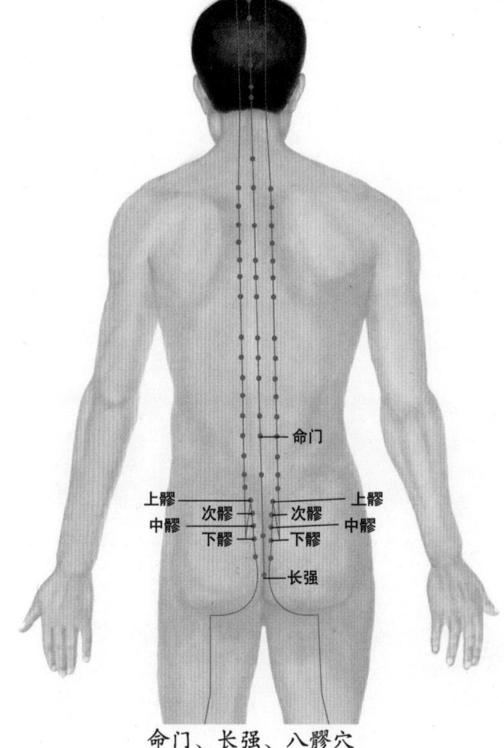

命门、长强、八髎穴

这个功法可以将气血引入“肾之府”，激活“诸阳（诸阴）之本”。这也是所有东方传统功法修炼的起点，也是任何治疗手段无法与之相比的强肾方法，无论是对调理肾阴虚还是肾阳虚都有非常好的作用，就更不用说保养你的腰椎、骶椎了。

最后，放下双腿，休息片刻，待气息稳定后，再抬起双腿向反方向旋转6~8次。

贴心提示

1. 这个功法刚开始练习的时候，会感到有些累，可以慢慢增加次数。

2. 这个练习的主要目的不是在跟你的两条腿较劲儿，也不是和你的腹部肌肉较劲儿，关键是在腿旋转的时候，注意观察自己的腹部，随着练习日子和次数的增加，腹部应该越练越柔和、松空。

这样才能将气运至丹田，将气血导引至中焦，用体内的气息去按摩你的脾胃，有利于增强中焦脾胃的运化功能，使这个人体的“后天之本”工作起来。

3. 如果你练到既能够很舒服地腹式呼吸，同时还能旋转腿部，基本就做对了。呼吸练到自然、从容后，再将你的注意力转移到腰骶部——尾闾、命门和八髎穴这一片，这样就会将气血引入这里，帮助你“旋”开生命之门，激活这个人体的“发动机”，身体的能量自然就会被启动，活力就会增强，当然也就可以延缓衰老了。

掉尾、运尾的“性命功”

这个“归势”归到哪里了？归到虚静、松空上了。这不正是老子说的“归根曰静，静曰复命”在功法中的体现吗？这不正是“性命双修”的过程吗？

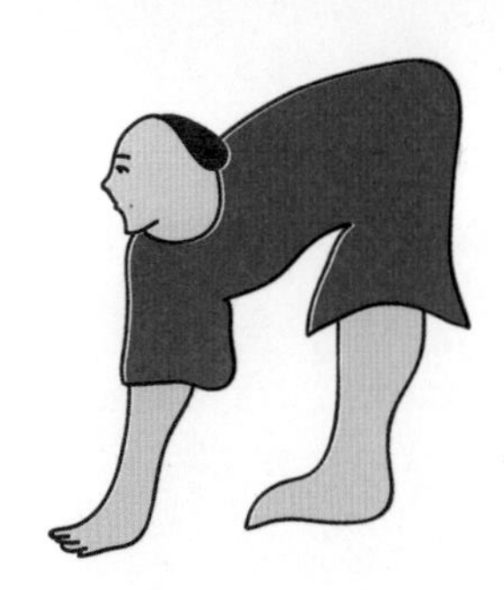

在易筋经当中，有一个功法叫“掉尾势”，它是易筋经十二式当中的最后一式，就相当于一台好戏的压轴。

“掉尾势”是一个全身性的功法，它可以将全身的经络梳理一遍，同时将前面功法的功效“收集”起来。

而在瑜伽的体式当中，也有一个类似的功法——鸵鸟式，它能够将你的整个脊椎一节一节地“打开”，这样就会将气血注入每一节脊椎的椎管里，滋养你的神经根，激活神经递质的传导功能，这样自然也就调节了你的内分泌和脏腑功能，因为内分泌系统是受到自主神经支配的，所以，“锻炼”了神经也就调节了内分泌功能。

鸵鸟式：

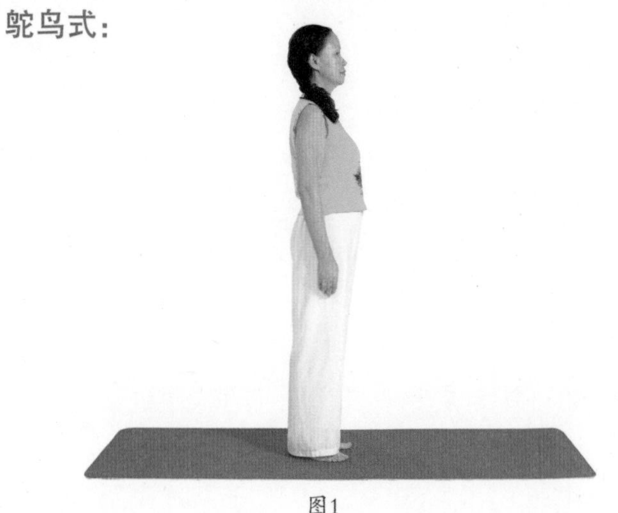

图1

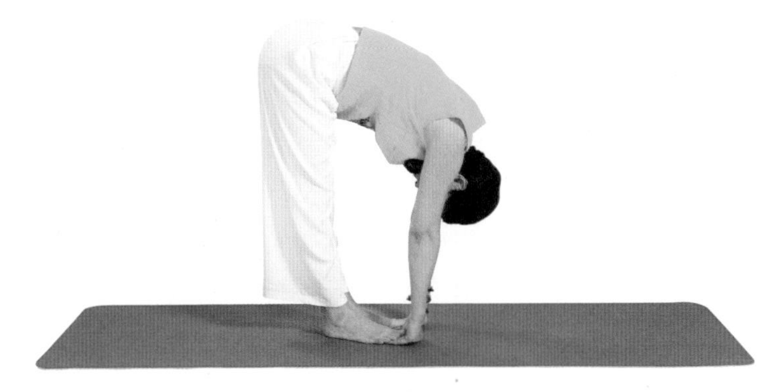

图2

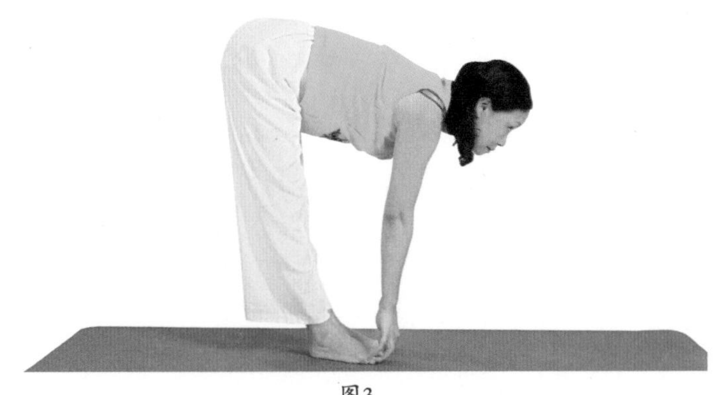

图3

第一，从导引术的角度来讲，这个功法所起的作用是“开脊”，要想通督脉，开脊是基础。

第二，在此基础上，打开长强穴、尾闾关。尾闾关是通督脉的第一个关卡，而打通了督脉就打通了人体的这条“生命线”，因此这也是各种传统功法修炼的重点。

既然任督二脉是人体生命的“通道”，那肾这个先天之本就是生命的源泉了，而这个功法还有气化补肾的作用。不仅如此，在中医当中，肾还与人的生殖系统有直接关系，因此练习这个功法无论对调理男士的前列腺，还是对女性的子宫、卵巢、月经等的调理，都有很好的作用，它还可以起到“暖宫”和温通肾经的作用。

鸵鸟式还可以与蹲功组合，调养筋骨、肝肾的效果更佳。先练习蹲功，后练习鸵鸟式（或者掉尾势）。

但是有两个重点，这在演示图上是看不出来的。它的焦点就集中在这个“势”字上，掉尾势的“势”，它不是“式”，也不是“功”字，为什么？我们中国的古人用字是非常考究的，一个字的应用往往就像一个人的手所指的方向，不用说太多的话，甚至不用说话，你只要随着这个手指的方向看过去，就心知肚明、了然于心了。这个“势”，就是在明确地告诉你“掉尾”也罢，什么“倒拽九牛尾”也罢，“青龙探爪”也罢，都不要忘了它的两个重点：走势和趋势。啥意思？就是套路和归路。所以说汉字通心法。

我们就通过这两个瑜伽功法来看看它的“归路”（也就是归势），看看这蹲功和鸵鸟式的“功力”最终要归于何处？

蹲功：

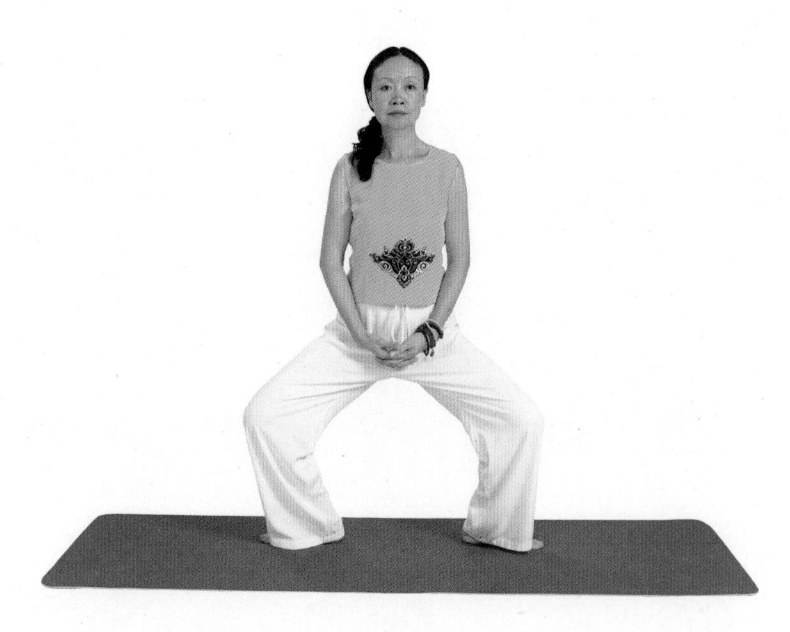

先说蹲功。下蹲到位以后，身体不要上下乱动，要静止不动。这个“静止不动”并不是身体僵直，而是要渐渐练出一种“虚空”感，导引术称其为“松空”。

沉肩坠肘，让自己的身、心渐渐松下来，气息沉降下去；脊椎、头顶要正直，但不是强直；嘴角有一丝上咧的感觉。好，身正以后，这时初学者在心里反复默念“松…… 松…… 松……”；当你天长日久练成“老手”以后，就不要再念了，就必须在心里把这个“松”字放下了，这叫无念而念。眼神平视前方，专注于一个点，静静地呼吸。

这不正应了《易筋经》中的那句口诀“心定神皆敛，心澄貌亦恭”吗？

再说鸵鸟式。弯腰的时候，从颈椎、胸椎、腰椎直到尾椎，从上到下一节节地向下放松，而不是用力下压后背。松到你的极限再抓脚趾头或者脚腕子，抓住以后慢慢抬头，要在塌腰的同时向上顶尾间，就是让你的头和尾向上翘，而腰椎命门却要往下塌陷，手臂和肩膀还不能松弛耷拉下来（两头都要拉紧）。

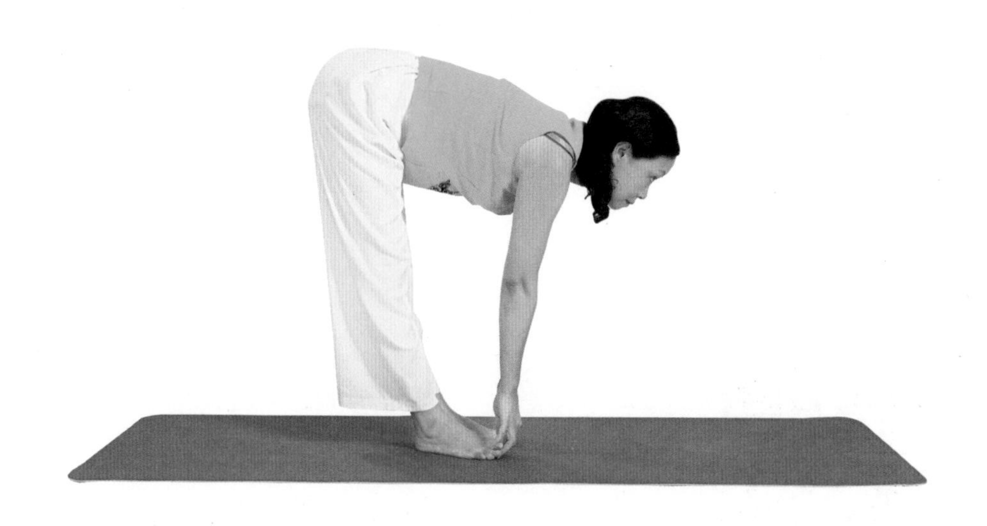

鸵鸟式的关键也是紧中带松、刚中带柔，虽然颈椎、命门、尾闾形成一定压力，在这几处形成压力的同时，前胸、腹部以及脏腑却必须是“松空”的，自然呼吸，气沉丹田。

两个功法这样练习下来，身体的气脉才会自然打通，气机会自动升上来。这就是身心同修了，固精、守神，易筋、洗髓，身法、心法就同时完成了，这才叫“身心合一”，这才算在体式练习中完成了“瑜伽（yoga）”一词的真正内涵——自我和原始动因的结合、一致。

这才算是开始真正练习瑜伽了，否则您就白摆造型了，只能“犹如两个自己在打架”，这叫“纠结”，不叫“一致”，身心更不会“和谐”，当然也不能叫练“瑜伽”。

这个“归势”归到哪里了？归到虚静、松空上了。这不正是老子说的“归根曰静，静曰复命”在功法中的体现吗？这不正是“性命双修”的过程吗？

江苏卫视《万家灯火》栏目文道老师讲座视频
——瑜伽“整脊术”

准备高考，药补、食补不如神补

紧张、压力显然才是高考前最先要面对和解决的重中之重，而不是临时“补脑”，肉吃多了、牛奶喝多了，反而容易头脑昏沉、增加血液的黏稠度，或者使得气血阳亢而不清净。

现在，高考似乎成了“高烤”，“烤”的不仅是学生本人，还有家长、商家乃至社会。

于是，为了求得某种外来的依靠和心理安慰，人们大多还是本能地习惯于有所得，认为得到了就不亏，就有益，比如：补，食补不够，还要再加保健品。

青少年气血旺盛、血气方刚，按照《黄帝内经》的原理应该是“泻有余，补不足”，而现在大多数家长是“补有余，损不足”。要知道，补过了，反会使得气血逆乱，心生烦躁，暗耗气血。

其实，紧张、压力显然才是当下最要面对和解决的重中之重，而不是临时“补脑”，肉吃多了、牛奶喝多了，反而容易头脑昏沉、增加血液的黏稠度，或者使得阳亢而不清净。再加上现在的学生运动量本就太少，经络畅通看来是无门了，所以，乱补显然无益，倒不如“神补”更合时宜。

“神补”就是歇下来给自己的大脑充充电，给身体来点儿“开脊法”，因为督脉是“还精补脑”的通道，否则，您补啥也进不了大脑，脑满肠肥倒是可能性很大。

你想想看，当你颈椎不好的时候，就会感到迷迷糊糊、昏昏沉沉的，因为压迫了神经甚至椎动脉。同样，紧张、压力也会使脖颈发紧、气血受阻，引起脑部缺氧，甚至偏头痛，而“头者，精明之府，头倾视深，精神将夺矣。”而考试拼的不就是“精明之府”——大脑吗？

所以，要想大脑清醒、思维敏捷，督脉这条“精气神”的通道必须松快、畅通。

下面介绍几个简单的“开脊法”和“开胸法”，这是最好的“补心补脑剂”。

摩天功：

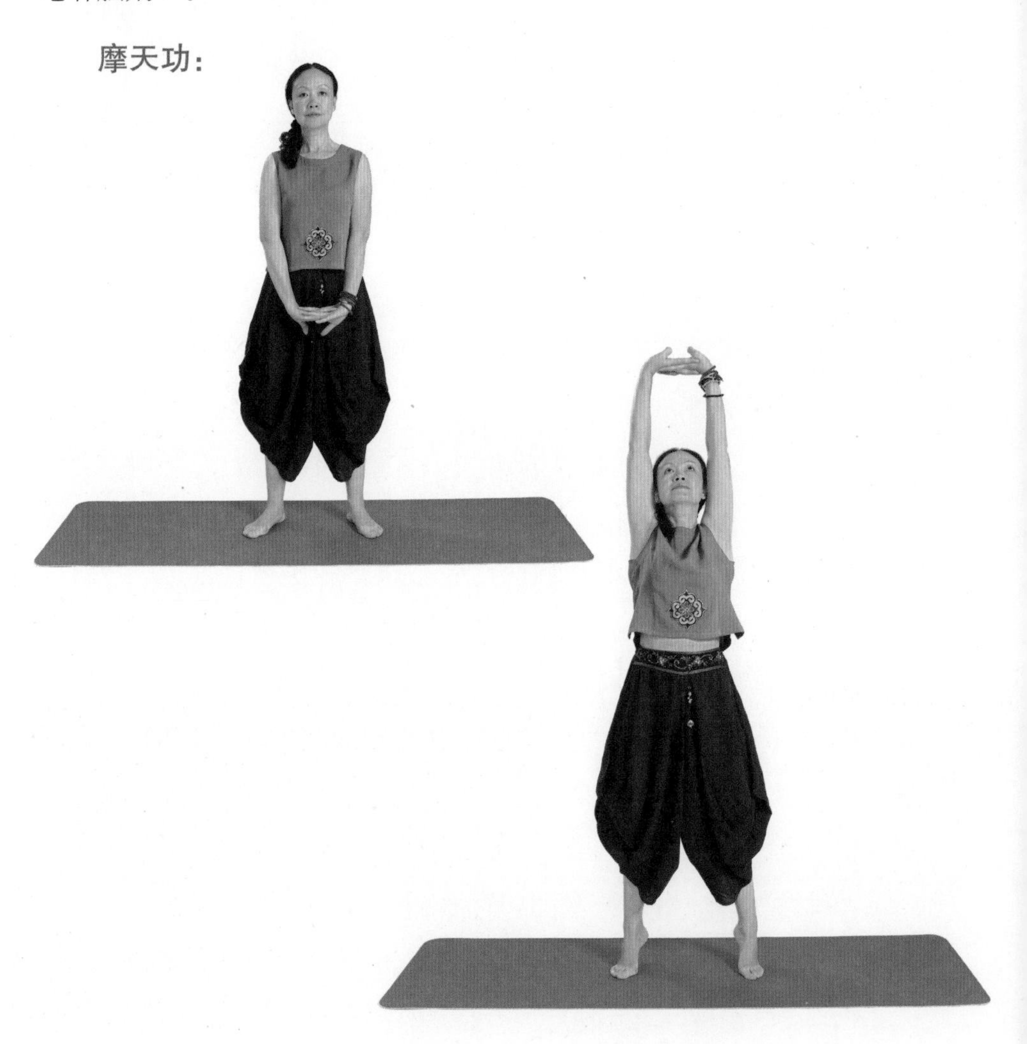

练习要点：

吸气，十指相交，向上拔身、推掌，同时踮脚掌向上提拔；呼气的同时缓缓向下压掌、落脚跟收功。重复3~6次。

颈功：

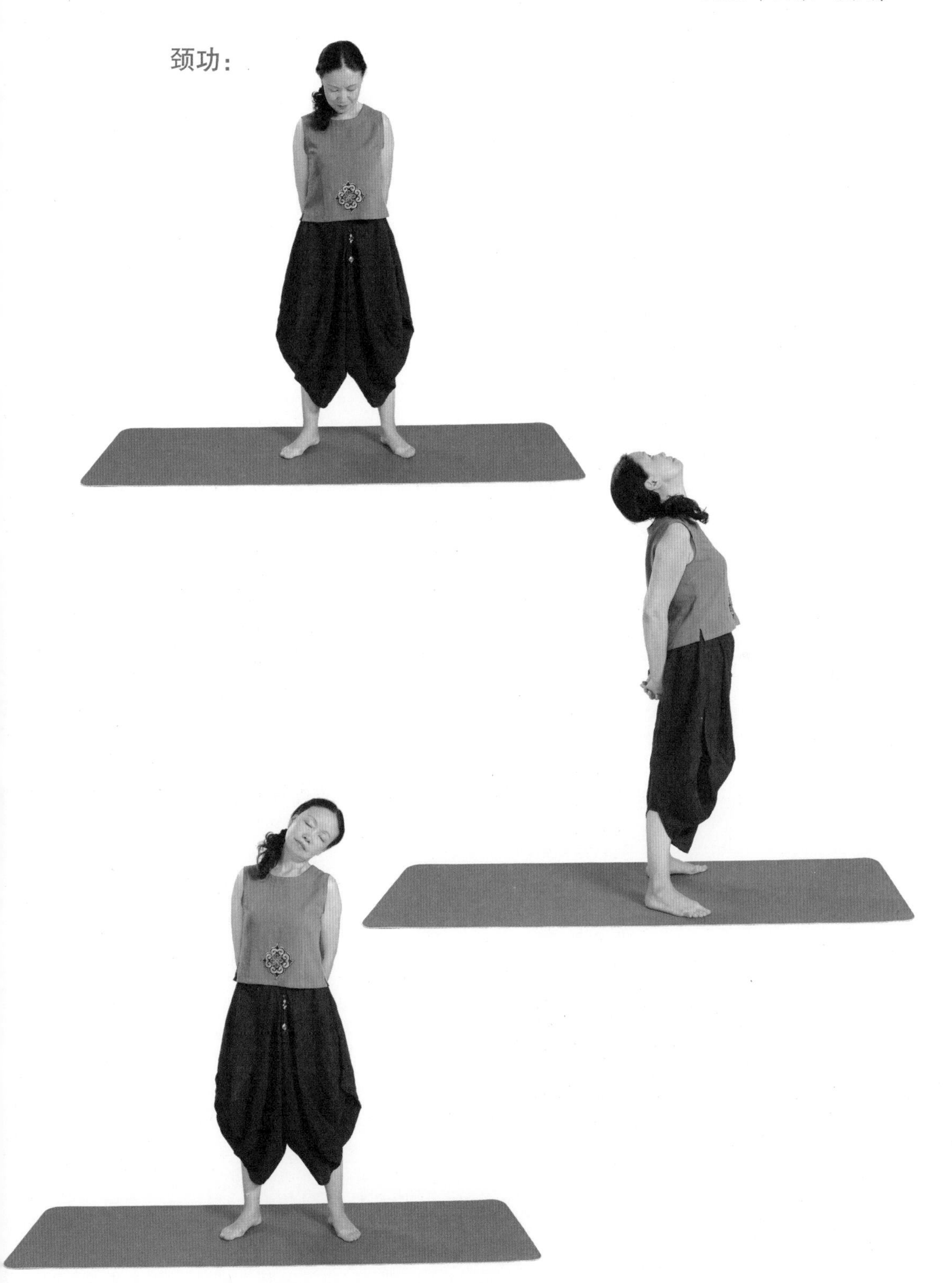

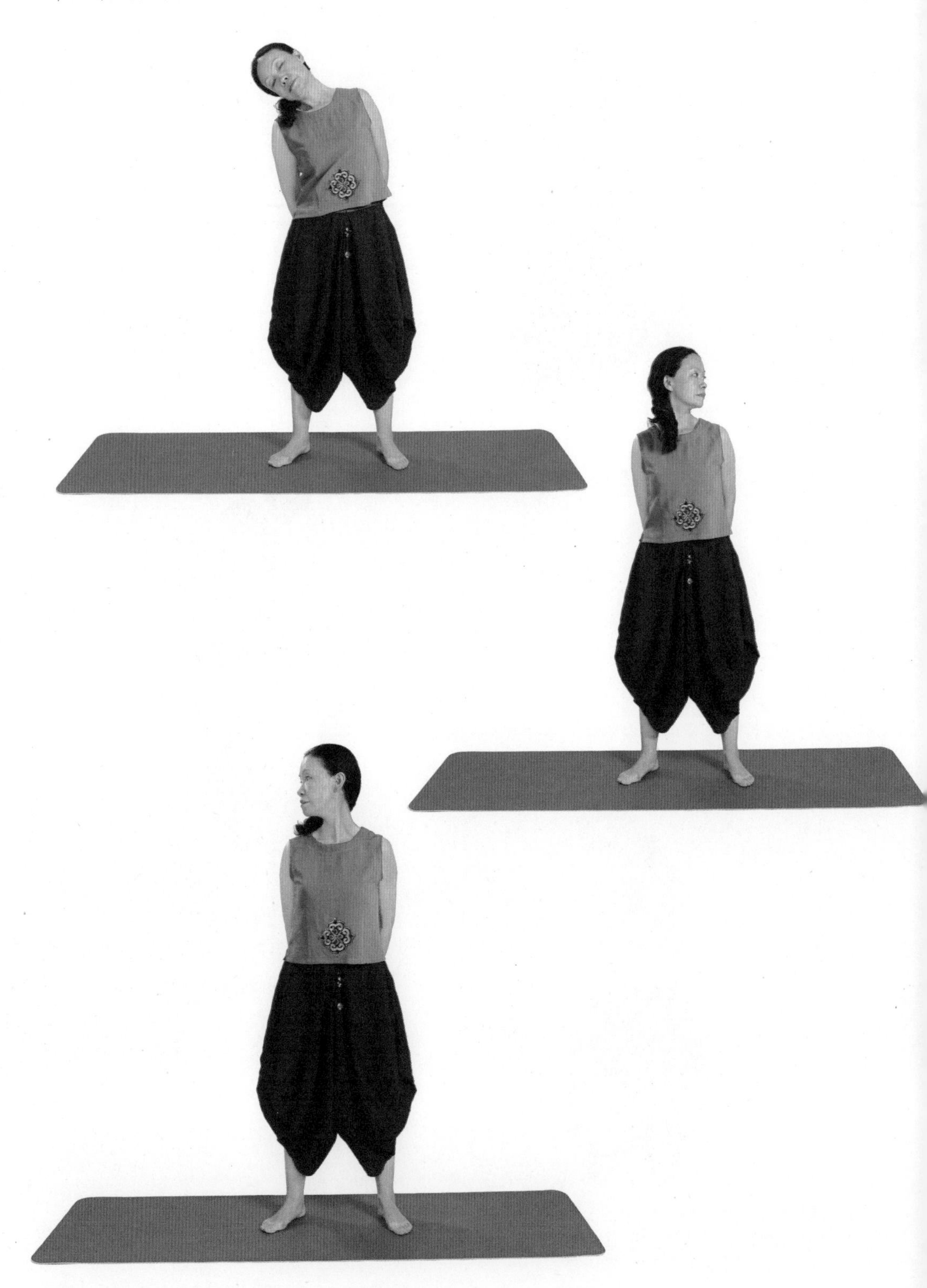

练习要点：

按照图片的顺序：前、后、左、右、左转、右转，进行练习。

在这几个方位分别缓缓地做到极限以后，一定要放松头、颈、肩部，轻柔地呼吸。

贴心提示

千万不要做360度转头、绕脖子的动作。

双角功：

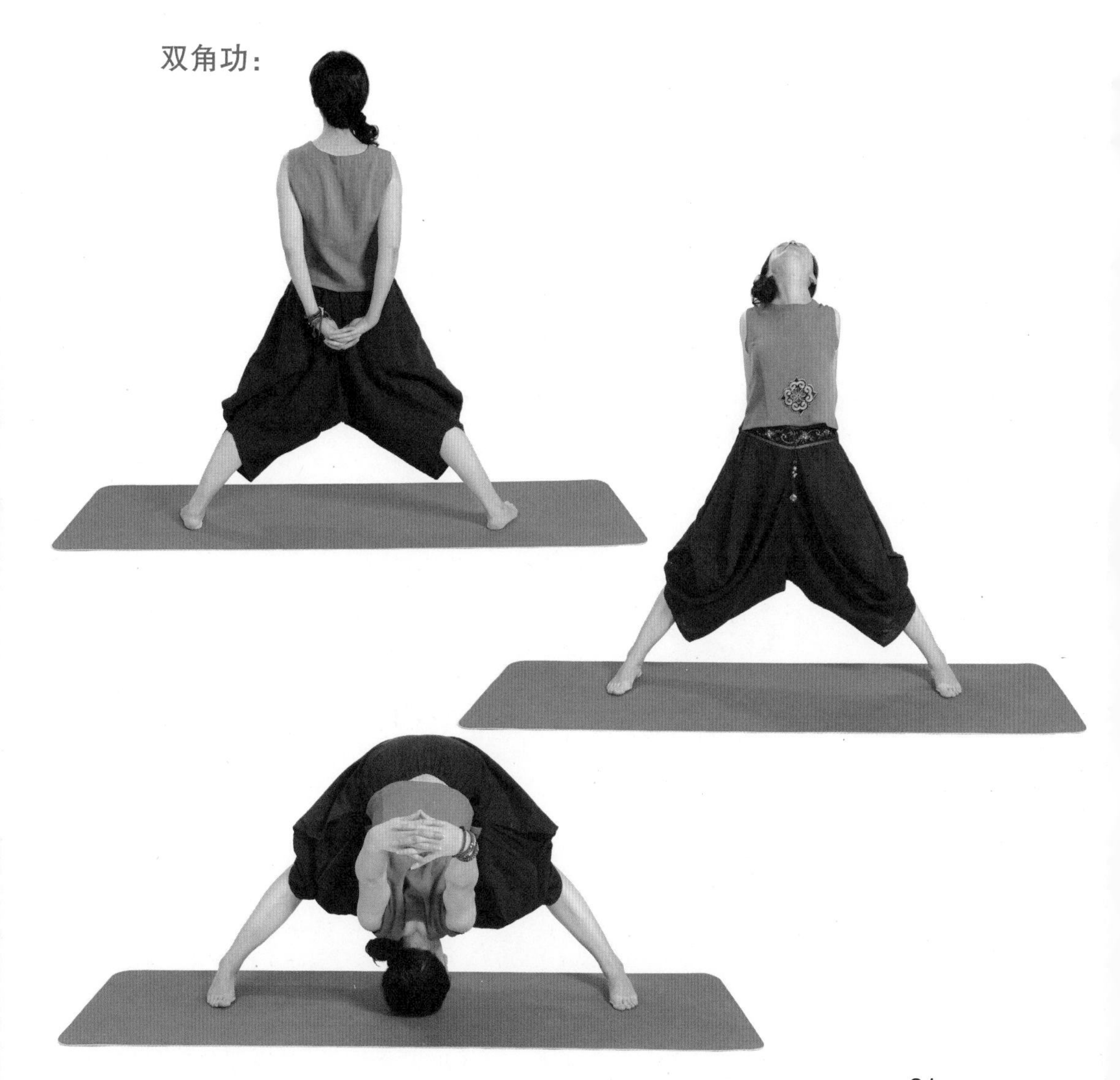

练习要点：

十指在身后相交以后，一边吸气，一边抬头向后放松头和脖颈；然后头不动，向后塌腰顶尾骨，然后再缓慢地向下弯腰，一定要在确定自己的腰弯不下去的时候，再缓缓低头，让气血滋养脑部，而不是冲击脑部。在这个位置上身体尽量放松，调整3~5次深长、缓慢的腹式呼吸。

贴心提示

起身的时候，仍然先抬头，以头、颈带动身体、伸展脊椎，缓缓起身。最后，站立不动，闭目调整3次呼吸。

重复2~3次。

最后，在做完这套练习以后，静坐，最好再做5~10分钟的腹式呼吸。调心神、补充精力。

这组功法，中考的孩子以及学生平常学习之余练习一样适合。

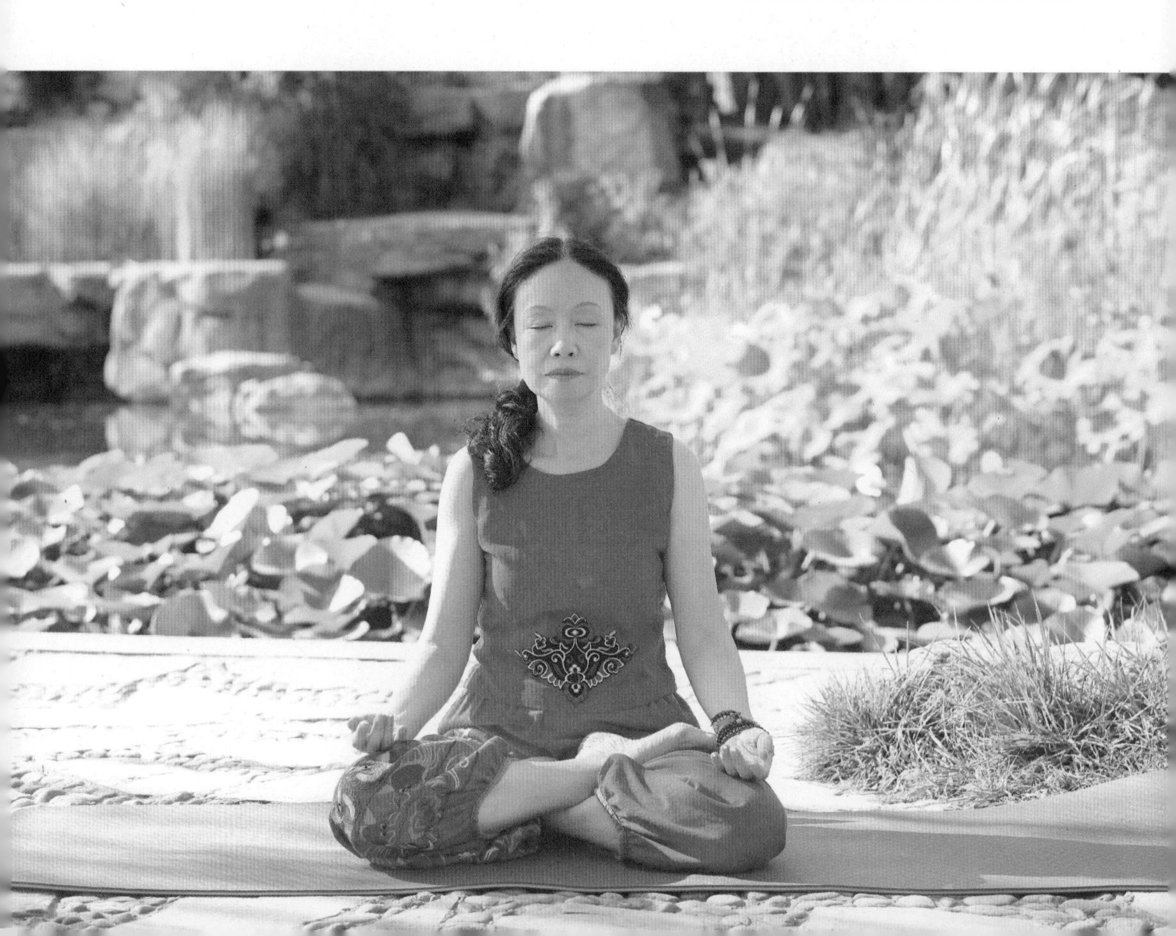

高血压、冠心病患者不可忽视心血管以外的调养

从另外一个角度来讲，血液这个物质本身是不会产生压力的，这个“压”从何而来？不就是气嘛！气，既是能量，也是动力。动力不足、能量不足的时候，就会使得血压降低；反之，亢进、过度、通行障碍就会形成高压。简而言之，无气不成“压”。

为何胆固醇不高的人也会罹患冠心病?

我们在谈到高血压、冠心病的时候，大家一般都称它为“心脑血管疾病”，现代医学的治疗手段也是围绕着心脑血管进行的，从眼睛看得见的有形之物来说，的确如此，因为血管中的血黏度高、血脂高，造成了血液循环流通不畅，因而血压就会升高。

但是，西方国家近些年来，又发现了另一种现象——很多胆固醇不高、冠状动脉斑块聚集并不明显的中青年人，也越来越多地患上了冠心病、高血压。为什么？结论：长时间精神紧张、压力所造成的，严重的甚至出现过劳死、心脏骤停等猝死现象。

这两种看似完全不同的病因，为什么最终会形成同一种结果呢?

大家别忘了，从中医角度来讲，血液这个物质本身是不会产生“压力”的，这个“压”从何而来？不就是气嘛！气，既是能量，也是动力。动力不足、能量不足的时候，就会使得血压降低；反之，亢进、过度、通行障碍就会形成高压。简而言之，无气不成“压”。

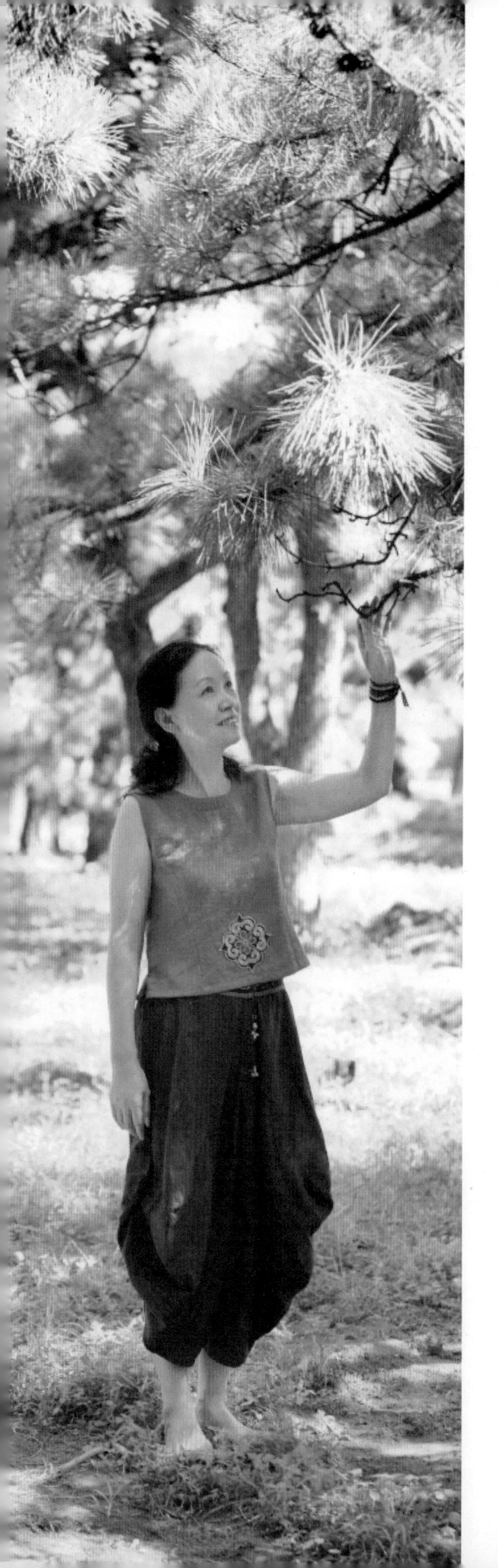

从中医的角度来看，它无非就是一个气聚、气散的问题——气聚有形，气散无形。就是无形变有形的转化过程。精神压力一大，身体的气机必然阻滞，气滞则血瘀，一瘀，这气就开始堵呀，但是这气是不能受憋的，一有压力势必反弹得更厉害，这血压“噌”地就上去了。所以，中医称它为“肝阳上亢”，气有上行的特性，严重了就发展成了脑梗死，甚至脑溢血。长期精神紧张，同样也会使你的血脉出现闭锁，气血逆乱，肝气郁结，或者肝阳上亢。

我常看到有的人在夸某位老人：“一看你身体就特好，红光满面的。”大家千万不要以为老年人满面红光的是什么好事，多数是因为肝阳上亢导致血压高的反映，血往上涌。

你会发现，当人生气的时候、激动的时候、着急的时候，这血就开始往头上涌，即使平常血压不高的人，这时如果一测血压，保证也会急剧上升，是什么东西推着它往上冲呢？其实是血跟着气往上冲，气为血之帅嘛！

肝气，本来就有生发、疏泄的特性，也就像大自然当中“风”的特性，这时候，你再给它点儿助力，这“风”就给扇起来了，这叫“煽风点火”。

所以，中医治疗高血压、冠心病、中风等，是治肝肾，调节心肾相交、水火相济，而治疗胸闷、心绞痛，则是用“宣痹”的方法，它的调治重点就是理气通络、活血化瘀。

因此，防治高血压、冠心病，除了心脑血管以外，还不得不考虑到其他的因果关系，否则就只能活在“终身疾病、终身服药、终身治不好”的悖论当中难以自拔。

除了用药物被动地控制以外，一定要调节自己的生活方式，必须配合适当的、适合自己身体状况的、功能性的运动。但是，这一类的病人显然不适合激烈的运动，激烈的运动反而会加大紧张、压力，使血压升高。

怎么办？高血压、冠心病的人锻炼、调节的重点有哪些？这类人当如何配合“瑜伽导引法”来锻炼和调节自己的身心呢？

■ 高血压、冠心病“功调”三部曲

第一阶段：血压上升期

如果血压上升，头晕、头痛，适合练习什么样的功法呢？

此时，反而不能“头疼医头，脚疼医脚”，反倒不可以做头部的运动，这叫“火上浇油”。

在血压上升期，不太舒服但又不是十分严重的情况下，可以练习一些瑜伽的坐姿——盘坐、蝴蝶坐或者牛头座都可以。

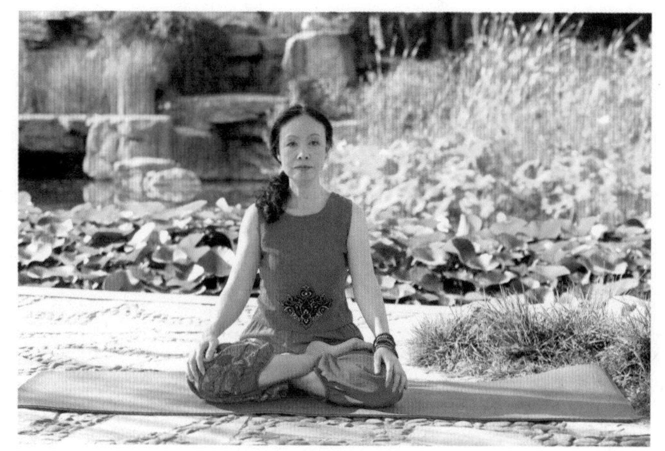

盘坐

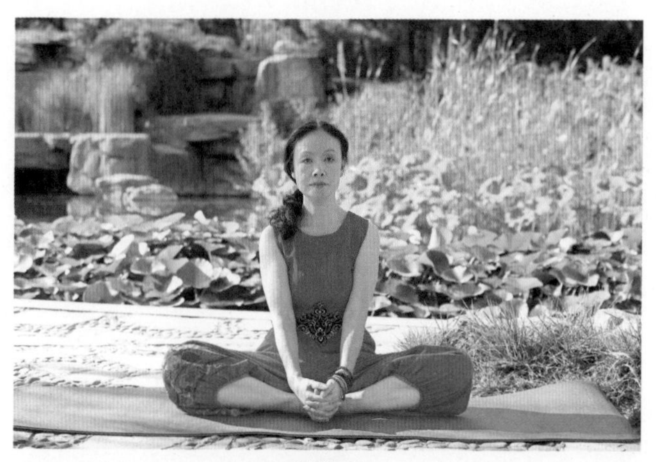

蝴蝶坐

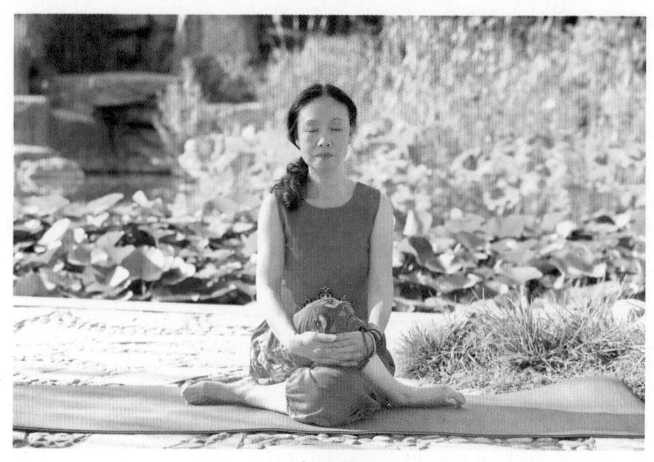

牛头座

我们不要以为，非得动个不停，扭来扭去的就叫练功，坐着就不是功。其实在我们中国传统的导引术当中，是分坐功、站功、卧功等不同形态的功法，比如易筋经当中，不仅有专门成套的“马上”功法——在下蹲和马步上练习各种功法，而且还有专门的“坐功”——在莲花坐姿上完成整套功法。

同样，瑜伽的这些坐姿本身，也有它自身调节身心健康的特殊功能，并不单纯是用它来完成别的动形，或者只是为了打坐、冥想服务的坐姿。

因为血压高的人属于“上实下虚”（头重脚轻），而这几个坐姿本身就是“上虚下实”的坐功，正好可以调节这种气机不降的问题。

这三个坐姿交替练习，可以缓解大脑和心脏的压力。练习的时候，要做到心澄、气沉、松而不懈，保持脊椎直立，但全身放松。为了便于放松，盘腿坐姿时，可以在臀部的后半部分垫一个折叠的浴巾。

静静地坐着，也可以放上一段舒缓、轻松的音乐，声音小一点，屋内的光线不要太强，坐上20分钟左右后，如果感觉舒服一些了，再测测血压。

第二阶段：平常期

平常的时候，多练练蹲功、树功，非常有好处，它可以起到引火下行、引气归元、防止肝阳上亢的作用。

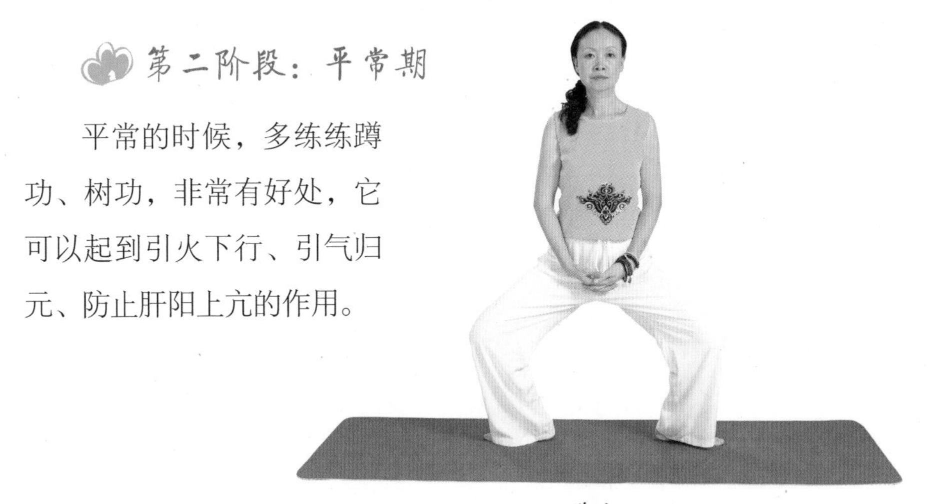

蹲功

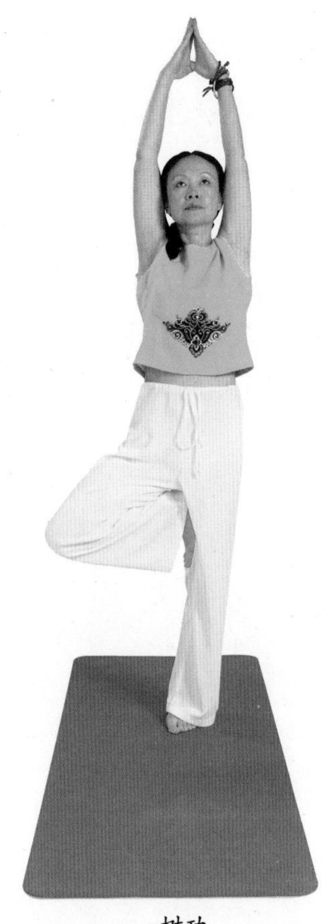

树功

高血压这类疾病，中医的调理重点是肝肾。不是说“诸风掉眩皆属于肝”吗？那调肝为什么又要调肾呢？因为肝肾同源，肝藏血、肾藏精，精血可以互生。还有，它们之间是树干、树枝和树根的关系，要靠树根（肾）来源源不断地输送养分，肾是它的“本钱”，或者叫作源泉。而对于高血压的人来说，这样就可以起到火上浇“水”的作用，而不是头疼医头、火上浇油。

但是，如果瑜伽教练不懂得这些知识，往往就会因无知而伤人，这样的例子我们可以举出很多。例如，我曾提到过一位曾经的芭蕾舞演员，当时已经四十多岁，而且有比较明显的中心性肥胖，肚子比较

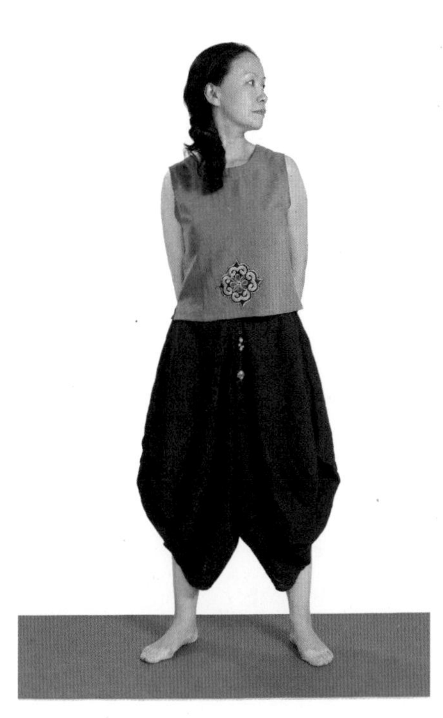

突出，在一家健身场馆断断续续练习瑜伽近一年的时间，肚子反而变大了，而且在练习的时候经常出现比较严重的头痛，而教练却告诉他“这是正常现象”。真是无知者无畏，人家是艺高人胆大，而他是无知更大胆，竟然连问都不问一声对方血压高不高。

所以，没有真正的瑜伽功底和知识基础，是不能随随便便去做瑜伽教练的，这其实是练习方法错误导致的“瑜伽”伤害，而自己却不自知。

另外，长期患有颈椎病的人也要小心，后期会引发脑供血不足、脑萎缩，这是由于椎动脉受到压迫所造成的后果。《黄帝内经》告诉我们：“头者，精明之府，头倾视深，精神将夺矣。”你现在看看，满眼都是“低头族”，个个都是“头倾视深”，人的精神、精明之气早晚都将被电脑、手机“夺”走，你以为到时靠吃药打针能救得了你吗?

如果是由颈椎病或紧张、压力引起的血压升高，可以多练习颈功。

不要小瞧了这小小的颈功，不要以为它只是动动脖子、扭扭头的动作，那你可就大错了。

颈功尤其讲究练习方法，我多年以来，观察过各种颈部练习的方法，大多不正确。要知道，颈部运动是一把双刃剑，如果掌握不好内在练习的方法，宁可不练。因为颈部在身体当中也是一个“要害”部位——颈动脉、交感神经、淋巴结、甲状腺，关键是它直接连通大脑。所以，做对了，特效！而且是非常好的特效；练不到位，不起作用；做错了，加重伤害，尤其千万不能做360度转头的动作。

颈功看似简单，但是非常讲究劲道（用劲儿也要讲“道”），所以它叫“修炼”，就是要掌握好火候，这才叫功夫，练功主要练心，修的就是如何拿捏好这个分寸，每个人的“分寸”只有自己的身体最清楚，不由大脑说了算。

第三阶段：长效期

在完成第二阶段激活生命源泉的修炼之后，应该加上调节肝肾经的功法，比如风吹树式、三角伸展式、单腿交换伸展式等，有选择性地添加这类功法，再加上前面两个阶段打下的底子，正好就形成了中医的“滋水涵木法”。

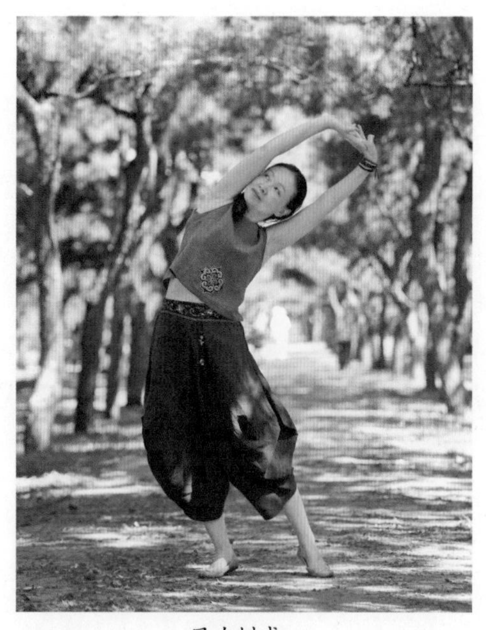

风吹树式

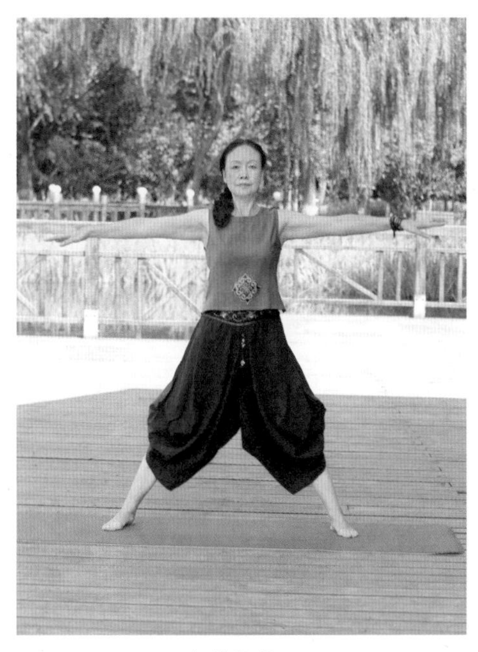

三角伸展式

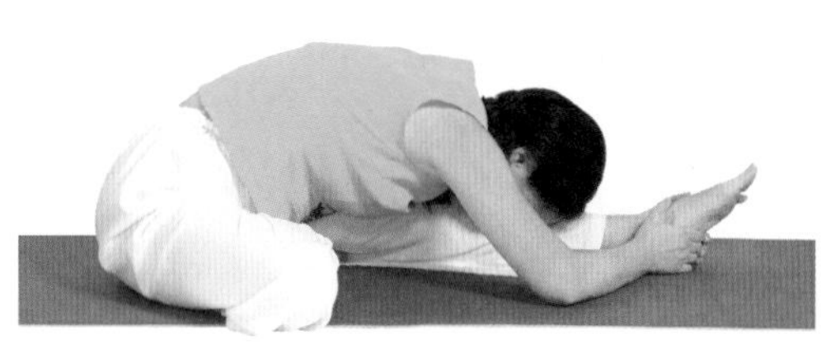

单腿交换伸展式

好，这样的协调、配伍和步骤，就可以起到调和的作用了，你只有“调”对了，才能和谐、完美，功效才能最大化。

“调”还有一层意思，就是“纠偏”，就是调整到一种平衡的状态——身心合一的状态。

瑜伽导引走步法

瑜伽是一种健康的生活方式，反之，生活当中其实处处都有瑜伽之道，比如“瑜伽导引走步法”。为什么一定要加“导引”两个字呢？就是因为它不同于我们平常的走路方式。

用多走路来锻炼身体，是最为常见的锻炼方式，但是怎样走路才是最好的锻炼方式呢？快走、慢走？还是暴走？

走路就走路呗，跟瑜伽又有什么关系呢？还是那句话，“瑜伽”代表的是那个特有的原理和定义，我们要借用的并不是它的某些造型、动作这些表象的东西，而是它的内在作用。

所以，这个“瑜伽走步法”就是这样的一种瑜伽生活方式，学会了这种方法走路的人，会越走越有力量，越走越轻松，而且心情愉悦，不是消耗能量，反而会感受到一种生命的潜在活力。

大家不妨试试，尤其是对于高血压、冠心病的人来说很有益处。当你走出适合你身心的节律时，你会出现上下通气（打嗝，放屁）不断的现象。如果再上一层“功夫”的时候，你会感觉自己丝毫都没有用力，呼吸可以轻微到非常的细微，身体非常的轻盈，仿佛不是自己在走路，有点像在梦里走路，但是大脑非常的清醒、安静、没有杂念，甚至空灵。其实，这时候你的身和心的节律——生物律动与心律、脑波已经产生了共振，你的潜能会被激发出来，这就是“真气从之”，最低也可以达到“心肾相交”的效果。

方法：

方法不复杂，注意四项基本原则——开、直、松、沉就可以了。

开 肌肉、关节、骨骼、气机、身心全都要宣开，不要处于一种备战的状态。“暴走族”就恰恰相反，身心都不自觉地紧锁，连面部神经、大脑细胞都会随之紧绷，这样走路，身体的气机就打不开了。这也是正规瑜伽和错误的“外形瑜伽”之间一个本质的区别。所以，我说它是“瑜伽走步法”也就是从本质上来讲的，无论是走步练功，还是体式练功，两者的原则、原理是一样的。

当你这样打开、宣开气机的时候，很多重要的穴位也会随之打开了。比如：肩井穴，还有肺经体表的起始穴——中府穴、云门穴。因为，高血压就相当于身体当中“气压”不稳，而肺主一身之气，中府、云门是肺经体表的起始穴，可以起到调节“气压”的作用。高血压的人不妨试试，如果在这个位置刮痧，只要轻轻地刮上不到10下，保准出痧。

还有，两腿的各个关节也要“开”，这也很重要。我们一般认为锻炼身体时的走路，就得是急匆匆的，心跳加速，肌肉紧张，气往上冲，这样血压当然往上冲啦，连一般人行色匆匆的“暴走”，血压也得上升。

所以，让两腿自然迈开，尤其是胯骨轴周围不要收紧。

直 中国的导引术，讲究“中正”和“含胸拔背”，为什么？督脉要通，怎么才能“中正”呢？关键是头顶和尾椎，头顶要对天空，尾椎不要上翘，尤其不要走路低头，不要让你的脑袋前倾而使大椎产生丝毫的负担。

松 放松全身的筋骨、肌肉，身心都要放松，尤其要注意腹部时刻放松，这一点非常重要，它只要松开了，你下一步的气沉丹田就容易了。

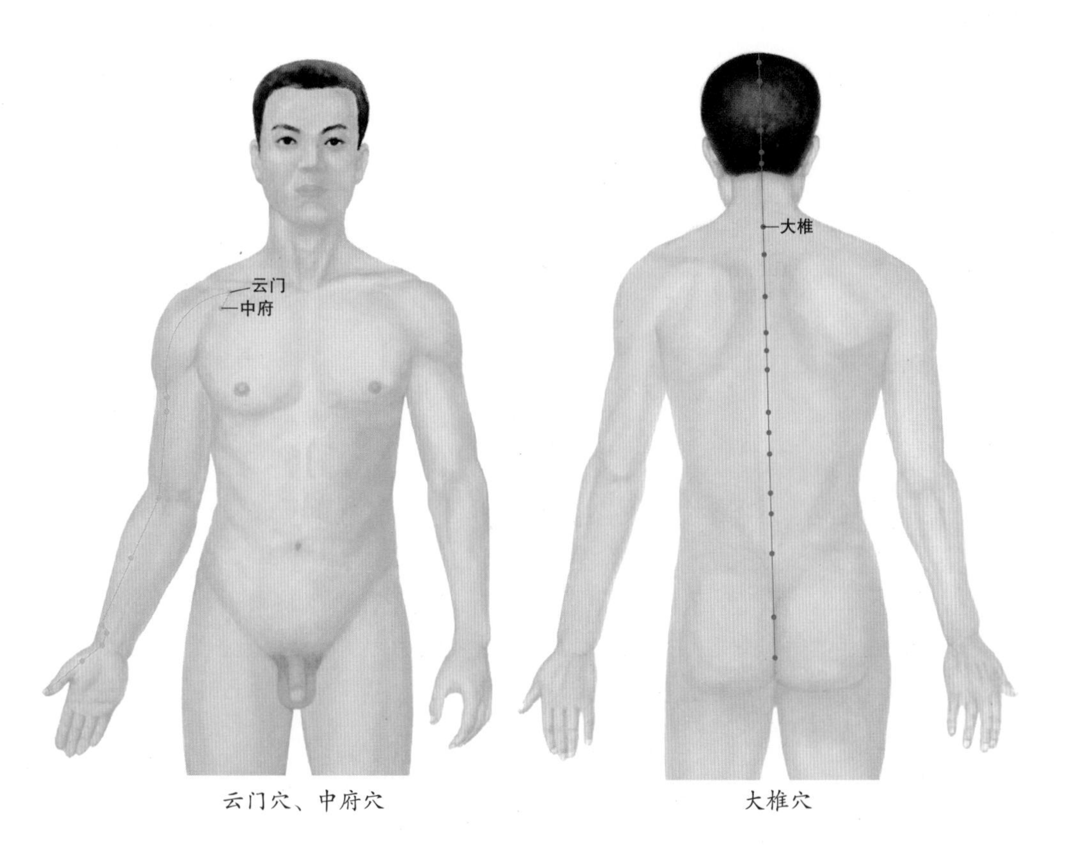

云门穴、中府穴　　大椎穴

这“松”是非常的重要，当全身处于松弛和松静状态的时候，才有可能激发真气，并使它在你的全身周流，这就在无形中成了“运功”。

沉 肩沉、气沉、心沉（放下来），这样自然就会清气上升、浊气下降，这对血压的稳定大有好处，可以通过降气来使血压趋于稳定。

另外，脚跟不能悬着，每一步都要让脚跟先落地。如果走得太快，脚跟是不实的，所以，整个脚跟、脚掌、脚趾，统统要着地，接地气，这也叫“沉”，也叫“下实”，因为足跟、脚掌都通肾，肾要实，心要空，气要澄，心要净。

所以，俗话说“要沉得住气”，沉住气是身心健康的前提，气浮于上，就是病态了。你看什么样的人才会沉不下去气呢？咳嗽、气喘、心慌、着急上火、血压升高、头昏脑涨等，这些都叫“上实”，心肾不交、水火不济，阴阳就会渐渐分道扬镳了。

所以，要想降血压，延缓衰老，连走路都要走实了，而你看看“暴走”的人，都是头重脚轻的，没根儿。似乎不是脚走路，是头在向前冲，身体跟着较劲而已，使人气浮于上、身心紧张，这又是在制造“紊乱的气”，心肺和肾的压力都会很大，这是在消耗能量，没什么好处。

■ 改变饮食

这一点非常重要，大多数高血压人如果不改变饮食习惯而转向健康饮食的话，一切都是白谈。关于健康饮食的话题，已经有太多人讲到了，这里就不多赘言了。

就传统瑜伽而言，本身就是倡导健康素食的。

最后，献上坎贝尔先生（T·Colin Campbell，被誉为“世界营养学界的爱因斯坦”）一句忠告：“没有任何手术或化学药物能像饮食一样，对心脏病的治疗成效这么显著。”

疏肝、柔肝的小妙法——鱼戏式

鱼戏式就是通过一种特殊的侧卧法练习，可以让人在这种休息、极限上放松和以静制动的状态下，自行梳理肝胆经，使肝气条达的同时，也解开了肝气不疏对脾的压制，形成肝脾双调。

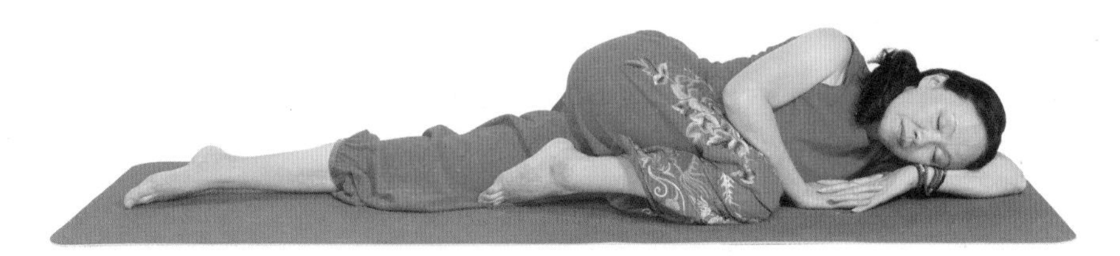

这是瑜伽的“睡功”之一——鱼戏式。

我们都知道，西方医学认为肝有重要的排毒功能，而腋下还有重要的淋巴结，淋巴本来就有免疫和排毒的功能。在中医看来，如果长期肝气郁结将会引发身体的很多重大疾病，比如乳腺疾病、各类肿瘤等。

除了紧张、压力、抑郁、烦躁等情志问题引发的肝气郁结以外，现代人还有一个难以规避的“环境激素”引发的食物污染的问题，还有动物蛋白、油脂、垃圾食品摄取过多的问题，这些都在长期影响、伤害着我们的肝以及整个“肝的系统”。去仔细读一读《素问·阴阳应象大论》，就不难发现太多的“疑难杂症”跟肝有关了（尤其是现代人，更是变本加厉地伤肝）。

治病、养生要是不懂得护肝、养肝、条达肝气，等于妄谈健康，而对肝的养护，绝不是长期吃药、医疗能够解决的，相反“是药三分毒”，药物首先就伤肝、伤肾。

《灵枢·邪客》说：“肝有邪，其气流于两腋。”这肝胆经就循行于人体的两侧、两胁，所以，这里既是藏邪气的地方，也是排解肝郁、邪气的地方，而肝胆经不通是肝气条达的第一障碍。

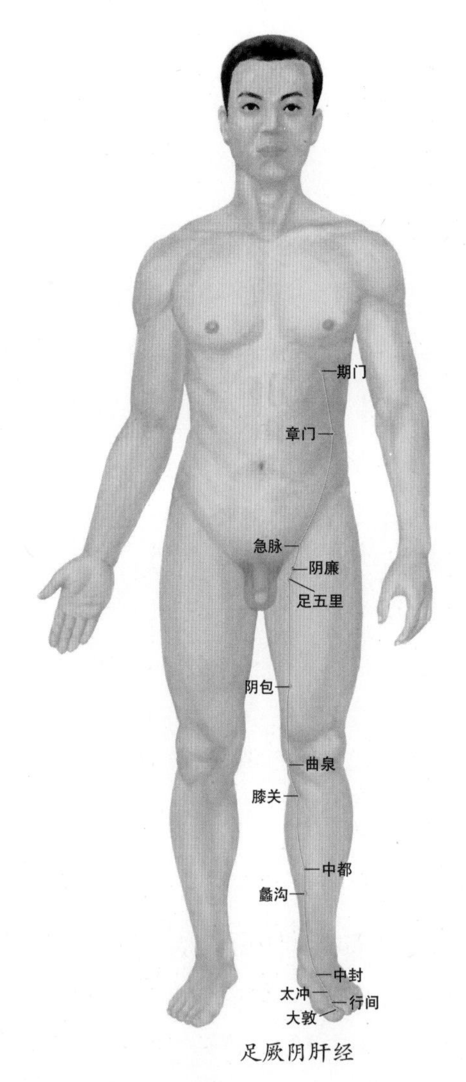

足厥阴肝经

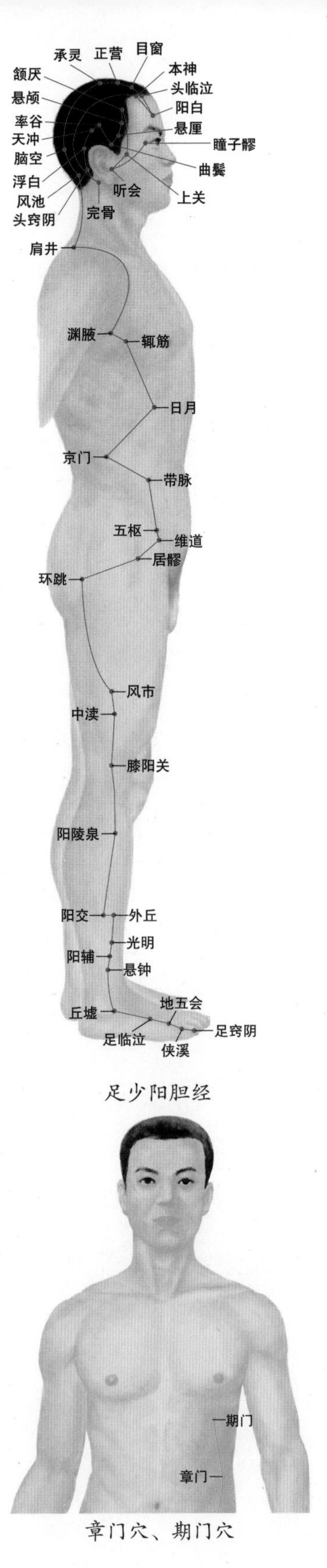

足少阳胆经

章门穴、期门穴

在我测试过的女性当中，只要慢慢地按揉她们的期门、章门穴，几乎没有一个不叫痛的，而且大多刺痛难忍。我们以前说过，女人的很多身心疾病都与这里的“门户”开关失灵有很大关系，而且章门穴既是八会穴的脏会，还是脾经的募穴。也就是说，它既是五脏的门户，又是清肝补脾的要穴。

鱼戏式 就是通过一种特殊的侧卧法练习，可以让人在这种休息、极限上放松和以静制动的状态下，自行梳理肝胆经，使肝气条达的同时，也解开了肝气不疏对脾的压制，形成肝脾双调。

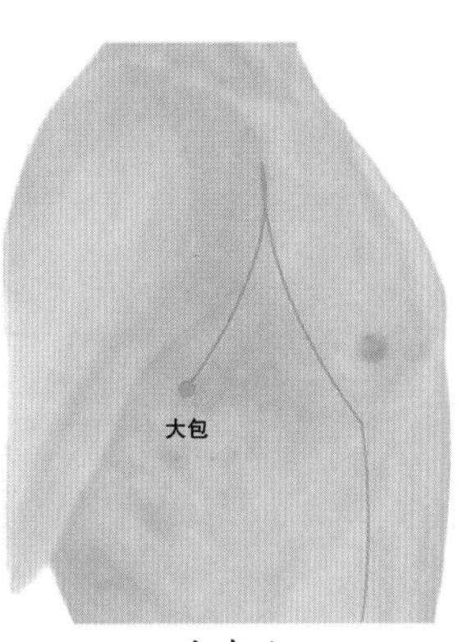

大包穴

腋下还有一个重要的穴位——大包穴，是脾经的最后一个穴位，称之为“脾之大络”，就是说通过这个穴位可以深入到脾的深层，并且将脾生化出来的气血输送到五脏六腑，提升脾的运化功能。

而鱼戏式可以通过内在调节的方式，来达到导引气血、疏通经络的功效，化解停滞在这里的气郁和血瘀，以此来增强脾的功能和它对于整个五脏的影响。

如果能够搭配一些其他与之相应的功法形成整体练习，就可以通过“静则养阴”的原理，达到柔肝、养血和滋养肝阴的作用。

鱼戏式是一个双向调节的功法，无论是因肝郁引起的抑郁还是肝旺引发的生气、恼怒等情志问题，都可以起到调节作用。

总之，鱼戏式对于调节和梳理全身的气机都有很好的作用。

贴心提示

鱼戏式虽然看上去表面动形简单，但还是那句话，练习方法正确，才能有良好的效果。因为只有方法正确了，才能导引气血归经，起到养血柔肝的作用；也只有方法正确了，才能起到肝气条达的作用。所以，并不是按照这个动作躺在那里就算练功了，有人甚至胡思乱想，相互之间再聊聊天、交头接耳，这样即使你动作做得再标准，也只是“摆造型”而已，绝称不上“练功”。

练习要点：

1 侧卧，要将你的身体舒展开，手臂向头的上方伸展出去。

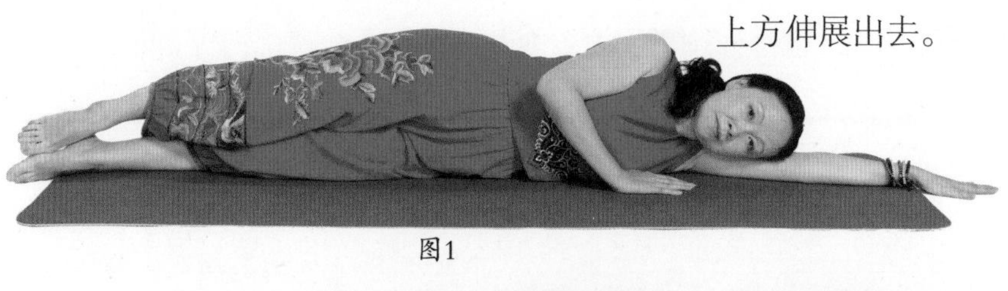
图1

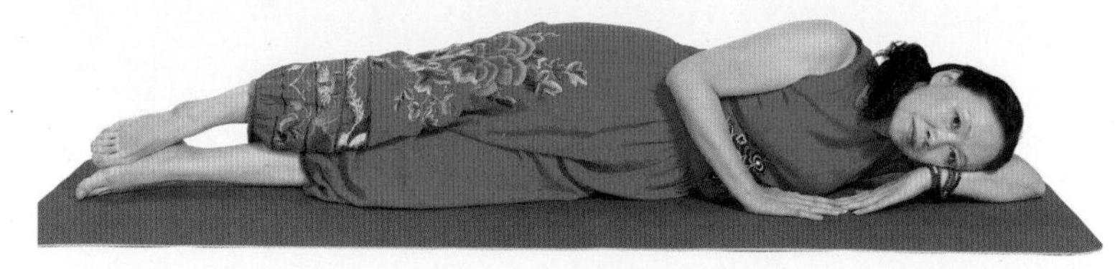
图2

2 如图2，屈肘，肘尖带动身体向上方展开，掌心向下放在垫子上，然后将你的头轻轻地放在肘弯里。再将上面的腿慢慢屈膝，膝盖渐渐拉向胸前，脚掌贴近下侧的腿部。

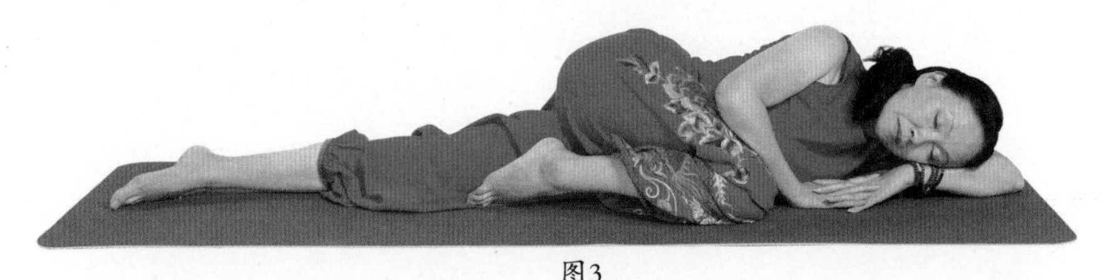
图3

3 如图3，两手十指交叉，平放在胸前，下面的肘尖轻抵大腿。

4. 躺好以后，逐节放松肘部、头部、颈部、胸部、手臂、腹部、髋部、大腿、膝盖、脚腕子等。闭上眼睛，调整1分钟左右轻柔缓慢的呼吸，渐渐地再转成自主呼吸，不要再人为地控制呼吸了。这时，注意放松你的眼球、眉心，意守自己的呼吸，非常细微的呼吸，有点像“静息”，使得你气定神闲，不要睡着，身体越来越松，带动你慢慢地放下了身心，放下了一切，使你变得越来越平静，你在充分享受着这种身心的宁静。

此时，肝气是否条达，肝经是否打通，跟你的意识统统没有关系，这是身体自己的事情，它不受你的意识支配，身体这个“自我”有它自身的“原始动因”（自我调节机能）。

记住：效果只跟你的方法正确与否成正比，而不以你的意志为转移；用身体练瑜伽，用“心”感受瑜伽，而不是用大脑来练瑜伽。领会了这两句话，你终会体味到瑜伽的意趣。

题外话：由“鱼戏式”联想到“灵修”

其实，心灵的修炼、心灵的疗愈，永远离不开身心同修，我倒是觉得用“修身养性”远比“灵修”一词更为恰当。否则，灵魂一旦不附体，难免会让不少人产生似是而非的飘忽感。

我和我们的专业老师经常受到一些“灵性”爱好者们的感言，说句不客气的，大多让人感到不踏实，一堆的玄词儿，甚至连“吞吐天地”都出来了，可结果却在身心健康和领悟力上较“凡人”还要欠缺一些，内心纠结和游移不定的成分更多一些。当我们直接帮他拽下这些不太实际的华丽“面纱”之后，你会发现他们深藏于心底的问题和困惑比一般人更多，而他们只不过都是在用一些连自己都不得其解的“障眼法”而已，到头来非但没有解决问题和扔掉包袱，反而是压制了心头烦恼，没有得到一个应有的疏泄通道。

我们经常强调，瑜伽及中国所有的内家功夫，必须是心法指导下的身法，否则你的练功方法，要么不起作用，要么就会出现偏差。心法为“阴”，身法主“阳”，阴阳合一才是练功的目的，才是身心健康必备的要素。

但是，心法不是在做加法，心法是无为法，你如果头脑里还惦记着有什么“灵”可修，那非但不灵，而且是凭空增添妄念，结果“灵”没修来，心魔倒是被勾引来了。

要知道，身心本是一个整体，无论是催眠术，还是什么“心灵修炼术”“心灵疗愈术”等，统统都是东方文化以及传统修炼法的衍生品，离开了这个“大道”和自身的悟性，只能是虚无缥缈的妄谈。

大道向来至简，可以简单到这个小小的鱼戏式“睡功”当中。虽然体式功法只是一个“筑基”阶段，但是看似同样的功法、拳脚，不同的人定会练出不同的功底，别看这简单的鱼戏式，照样可以练出实实在在的身心合一、真气从之、修身养性，就看你会不会用了，这就叫“内行看门道，外行看热闹”。

好，很简单，让我们此时放下神秘感，放下所有的杂念，放松身心，就从这小小的“鱼戏式”开始，动作外形不够标准没有关系，不能屈肘就向上伸直手臂。从此学会静静地体味和感受瑜伽，仔细地倾听自己的身体内部发出的“声音”，这些“声音”会随着你一天天的练习而发生变化，去体会这种最为平常的感觉，它虽不高深却真实，终有一天你会领悟，所谓“大道”就藏在平实当中，不在于你的思维和创造，只需要感受、体悟和发现。

献给大伙的春节“活络功”

春节假期，往往会出现“三多”——吃得多、坐着多、熬夜多。如果没有更多时间锻炼身体，又要尽量减少给身体带来的“压力”，每天不妨给自己的身体也抽空放会儿假，只练习三个功法：

1.摩天功：行气，消积食，舒筋活络，通调三焦。

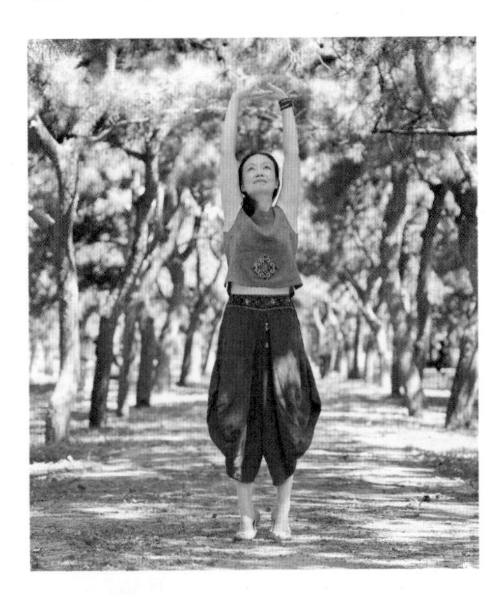

2. 蹲功：引气下行，培育根基，强筋壮骨。

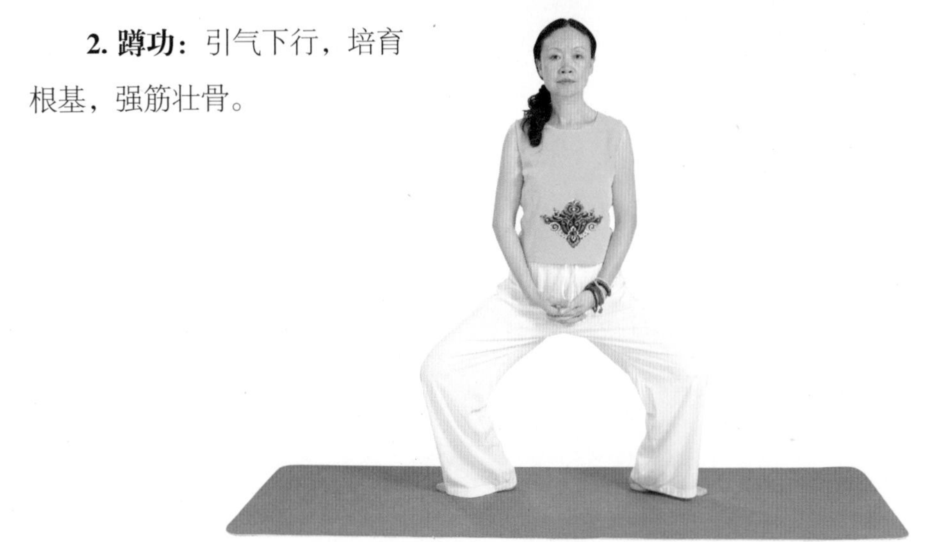

3.树功：安神定志、疏肝健脾。

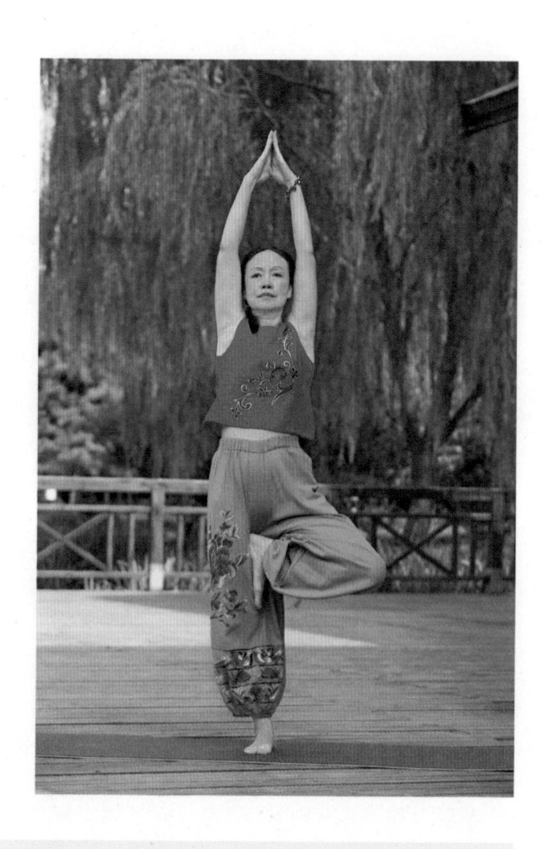

这三个功法，我们以前都做过详细介绍，具体方法和好处大家可以参考两本书中相同功法的有关介绍。

你想，如果亲朋好友聚在一起，聊一会儿天，打一会儿扑克牌，看一会儿电视后，大家一起站起来，放段音乐，梳理一下筋骨，调整一下气机，岂不美哉？而且这几个功法没有垫子也照样可以练习，可以不受空腹要求的限制，只需要饭后20分钟就可以了（大多瑜伽功法必须空腹练习，这几个功法练习时，只要把气息降下去，不要吊在上头，不会让你的气机受阻）。

每天至少可以上午、下午、晚上做3次这个简单的“活络功”。其实，看电视的时候就可以做，但须注意一点，练习的时候不要多说话，否则容易耗气。

瑜伽“行气功”

在瑜伽的体式当中，有一个既简单又有效的功法——摩天功，它的作用很像中药里的陈皮。

在人体当中，时常会出现一些浊气，这是每个人都难以避免的。有时受了寒气，有时是因为脾胃运化不佳，还有的是肝气犯胃……

不论是哪一种原因引起的，它要是老实待着不动，时间久了就很有可能由无形（气）而转为有形（病变）；它要是不老实的话，就会在身体里四处走窜，如果不想法子让它出来，必然窜到哪儿就痛到哪儿，最常见的就是胃肠的胀气、窜气。

考虑辨证施治当然没错，但解决燃眉之急——先排气解痛，恐怕更为迫切，中医叫“急者治其标”。但这“标”最好不都去“请吗丁啉帮忙”，这种胃动力药不是什么人都能用的，如果有胃穿孔、机械性梗阻、胃肠出血等问题，它就有可能帮倒忙了。

还有人在胀气的时候，会去拍打胃脘部和肚子，这种做法不但不可取而且很危险，我就见过有人因此去医院急救的，越拍肚子胀得越大，拍到最后水肿加“气肿”，充气又充血。

其实，“瑜伽导引法”中的一些非常简单、基础的功法就可以解决这个问题，而且效果好、效率高。功夫浅、不会用气的人，就做一些拉伸性的功法，要缓慢地练习。练习10~15分钟后，平躺在垫子（或床上）练习深长、缓慢的腹式呼吸5~10分钟，起身后会很快排出浊气。

此时，如果没有一定瑜伽功底的人，最好不要练习屈身或扭脊之类的功法，常常有人因此岔气，其实并不是因为练习瑜伽而让你岔气，而是你练的方法不正确，你不会用气，反使浊气受憋，甚至逆行，这就麻烦了，这是“外形瑜伽”常会产生的问题之一，所以必须再次提醒大家——“外形瑜伽”不是真正的瑜伽。

在瑜伽的体式当中，有一个既简单又有效的功法——摩天功，它的作用很像中药里的陈皮。

我们会发现很多药方里都会添加陈皮这味药，它是行气药，具有理气化湿、通达气机的作用，是很多药方当中不可或缺的一味佐药，它是提升其他药物作用的助力，使得身体里的气机顺畅，帮助药力送达病灶，而且它可以使人体的气机升降自如，遇补药则能补，遇泻药则能泻，就是我们现在常说的双向调节。配在补药当中它可以使药物补而不滞，配在清泻的药物当中则可以助药顺利地清除身体里的病邪，使其药效增强。

而瑜伽当中的摩天功就有类似行气、理气的功效，这是我最喜欢的瑜伽功法之一，也是我在整套功法中配伍较多的功法。瑜伽和中国传统功法及功夫一样，应该讲究“套路”，就像中药讲究配伍一样。摩天功在瑜伽功法的配伍当中，就很像陈皮在中药组方里的作用，摩天功能够梳理全身气机。

◎ 练习开始时，先站立静心，调整好均匀的呼吸，使你的气息平顺。

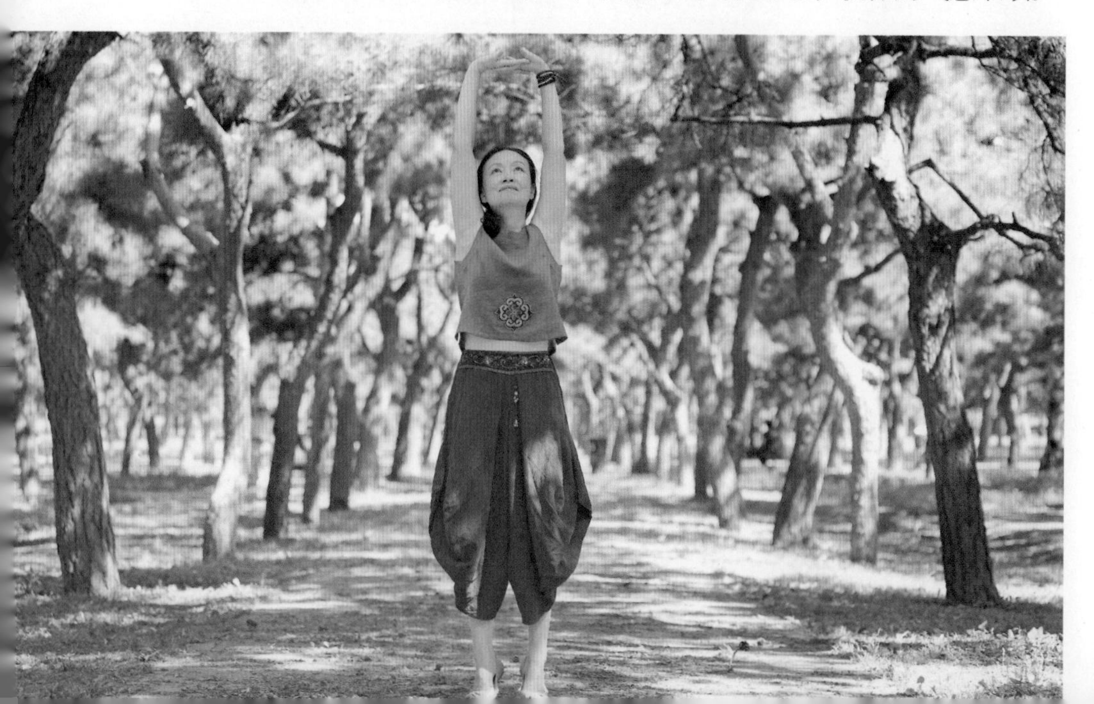

◎ 然后，双手十指相扣，向外、再向上推掌，同时吸气、提脚跟（踮脚掌）。这时整个身体的力量上提，手臂用力仿佛插入云端，脚掌用力上顶。但那口气不能吊在上面，要沉下去。

这个功法类似八段锦当中的“双手托天理三焦”，可以起到通调三焦水道的作用。

◎ 练习的时候，踮起的脚掌和脚跟一定要有“根”，就是要有力度，要扎稳。

很多人刚开始练习时往往立不稳，那更加要锻炼。这在中国传统功法中叫“提踵”，非常重要，因为肾经走行经过脚掌和足跟，而且聚集了肾经当中很多重要的穴位。

有一位瑜伽教练在一次交谈中跟我说，她在教人练习这个体式时，如果对方站不稳，她就要求此人不要踮起脚跟，意思是先把上面的“造型”摆对。我告诉她：“大错！”提踵相当于扎根，比上肢的动作重要得多。站不稳慢慢练，着啥急？练的过程就是调理身体的过程，不练永远站不稳。

◎ 最后，还有一招很要紧，就是练习摩天功的时候，用舌尖轻抵上腭（齿龈的部位），这在中国功夫当中叫作“搭鹊桥”，不但可以接通任督二脉，还可以使你口中生津，然后把它徐徐下咽，这叫“吞精”。

由此可见，在瑜伽体式当中，并不是越复杂、难度越高的动形效果就越好。高难度不重要，能够打通经络、导引气血才重要。所以，不要小瞧看似简单的摩天功。

用心感受，你会从这小小功法中获得更多意想不到的体验。

从卫冕冠军看“以静制动”的奥秘

可惜的是，现在大多数人的瑜伽练习恰恰是倒过来了，成为了“瑜伽皮，体操骨”——借瑜伽之外形，在演绎形体训练。本末倒置了，甚是令人惋惜。

记得在2012年的伦敦奥运会上，跆拳道49公斤级卫冕冠军吴静钰，以她弱小的身姿展现了巨大的能量。

用她自己的话来说就是“让我感到骄傲的是，我虽然练的是跆拳道，但我的教练一直在用中国武术的精髓在教导我”。她还说，必须让自己松下来才能继续发力，否则，一直发力会很累，也很容易被别人打倒，就像太极一样，松下来，然后突然发力，这样是最好的。

这是他们师徒二人从中华武术和太极拳当中获得的感悟，因此，教练在她成功卫冕后的第一时间，冲上台去，秀了一段太极拳。

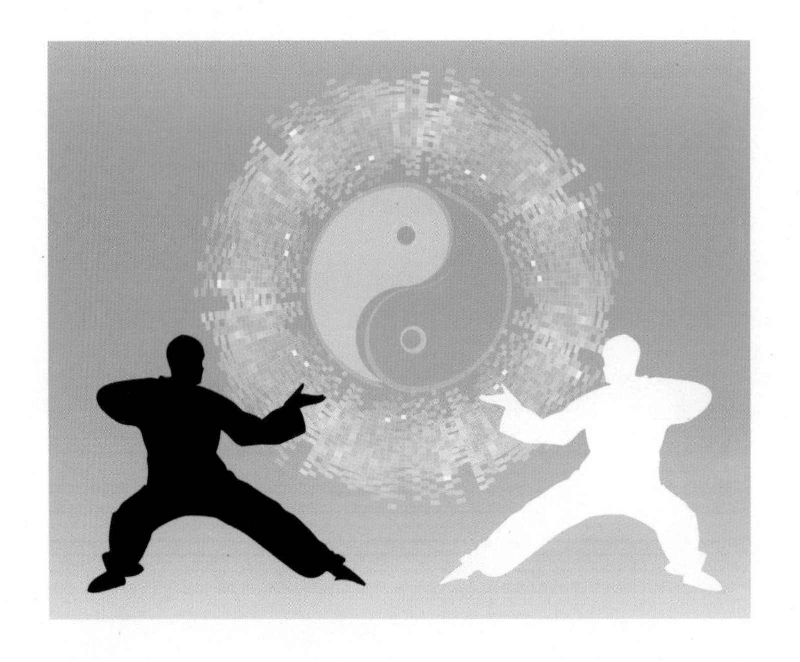

“以静制动”使得外形弱小的吴静钰身上迸发出一种潜能，使她可以在不慌不忙、不紧不慢中出“脚”制胜，不断击中对方的头部。而且事后她说自己并没有消耗什么体能，跆拳道对她来说，已经不再是2008年奥运会时不断消耗的状态了，她现在没有任何压力，很轻松、很享受，是在享受比赛。

如果按照弗洛伊德的说法，潜能（潜意识）是显能量（意识）的3000多倍的话，试想，你如果学会和掌握了调动它的能力，在必要的时候，只需稍稍从你的“能量库”里调那么点儿出来帮助你，那就了不得！

这个“调取”能量的方法，不是靠消耗，恰恰是静，“以静制动”方为大动，所谓“静极生动”。所以，老子说：“归根曰静，静曰复命。”静是道、是根、是本、是命，是智慧和一切能量的源泉。

所以，有媒体评价吴静钰是“太极骨，跆拳皮”，这句话太深刻、太到位了。

跆拳道尚且如此，瑜伽修炼的根，更是本应如此，可惜的是，现在大多数人的瑜伽练习恰恰是倒过来了，成为了“瑜伽皮，体操骨”——借瑜伽之外形，在演绎形体训练。本末倒置了，甚是令人惋惜。用一位瑜伽爱好者的话说：“我每天费劲吧啦地折腾了半天，敢情全都是抻筋掰腿啊！”

我曾在网站的“静心室”中，专门谈到了“以静制动——获取巨大能量的秘密”这个话题，因为在瑜伽和导引术的修炼当中，如果你想达到宣导气血、疏通经络、引治疾病等“六大功用”的话，那么，学会“以静制动”是练功当中必然的方向。否则，说瑜伽可以修身养性就是一句空话、假话。

因为，只有内在的修炼才能获取内在的巨大潜能，反之就是《易筋经》中的那句名言：“凡讲外壮者，多失内养。”

“夺命抗生素”与“正气存内”

无论是身体的正气，还是人格的正气，都不是靠依赖抗生素培养出来的。

央视《平安365》曾推出过“抗生素危机”的系列节目，其中有一期名为“夺命抗生素”，提到了这样一个惨痛的实例：

杜大爷最近感冒了，自己买了一些药吃了无效以后去医院，医生开了静脉点滴，在滴注了20分钟后，突然休克，抢救无效后死亡。

出事的杜大爷其实身体一直很好，家人根本不能接受这个现实。

现在有一种说法：“美国枪支容易买得到，抗生素很难买得到，而在中国恰恰相反。”用这句话来形容抗生素在中国的滥用程度再恰当不过了。

世界卫生组织调查显示：中国住院患者抗生素药物使用率高达80%，其中联合两种以上抗生素的占58%，远远高于30%的国际水平。

我国俨然已成为“吊瓶大国”，中国的门诊感冒患者75%使用抗生素，外科手术则高达95%。

我国每年因滥用药物致死的人不在少数，而且根本没有引起足够的重视，我周围这样的朋友比比皆是，抗生素成了家里的常备药品已是常规，身体稍有不适，脑子里想都不想，“蹦”出来的只有抗生素。

我的一个好朋友，经常感冒，自己滥用抗生素不说，有一次儿子喉咙有些痛，她随手就从抽屉里翻出药来递给儿子，待儿子吃完以后，忽然对这个常常粗心大意的妈有点不放心，赶紧拿出包装盒一看，这药早已过期了，气得儿子提起这事儿，就戏说他娘“谋害亲子”。

中国人对于抗生素的依赖，已经到了相当危险的境地，已经形成了“输液文化”，这其中很大一部分的推动力来自于医院和医生。就长远而言，它不是一个独善其身的问题，长期大量使用抗生素所带来的耐药性、细菌病毒的变异性，将导致我们终有一天无计可施。

就眼下治疗而言，抗生素并不是万能的，它就连一般性的流感、病毒性感冒，都是不起任何作用的，或者说只起到“毒害自身”的作用，我们千万不要到头来没被病击倒，反被药物摧毁。有时它即使有用也是双刃剑——杀敌一万，自伤八千！

我自己就是一个很好的例子，从小到大身体虚弱，抗生素成了家常便饭，直到扁桃体切除后，慢性咽炎不是一般的严重，动辄就呼吸道感染。我对自己用过的抗生素种类倒背如流，早期用的什么药，一段时间后抗药后又换了哪种药？再抗药又换，直换到后来几乎每月都要用几天抗生素，但是越用发病的频率越高，药物也越来越不管用，免疫力也越来越低下，而且并没有停止过运动，游泳、健身馆里各式大量消耗性的运动，并没能增强我的抗病能力，反而愈加的气虚。直到我意识到问题的严重性，下决心改变这种状况，观念改变以后，方法自然也就来了，这十几年当中，我没再用过抗生素，在我家中不会找到一粒抗生素，反而过去的那些毛病，包括医生认为根治不了的诸多慢性病，包括慢性咽炎，在这十几年当中全都未曾发作过。

有啥秘诀呢?

就一句话——“正气存内邪不可干”，就是俗话说的“苍蝇不叮无缝的蛋”。请记住，管好你自己，“敌人”永远杀不完，人只要活着，微生物就将永远伴随着你，它和你一样拥有公平的生存权，甚至可以说：它灭了，人类也就灭了。

从生理和健康的角度来讲，提升正气和体能，靠消耗性的运动，这对于一般28岁以后的女性，以及30岁以后的男性，都已不再适合，要想提升正气，保养生命，就得顺应生命的规律，要学会“慢生活”，同样要学会“慢运动”，把单纯“筋骨皮”的运动方式，转换到结合“精气神”的锻炼上来，正气存内靠的不只是肌肉的力量和高难度的外形动作。

明理之后，其实方法本身就很简单了，只不过都是工具而已。哪怕只是瑜伽的一个“蹲功”，常年练习下来，也一定会“功到自然成”的。虽不能练成金刚不坏之身，但你的身体也定会发生很大转变。前提是要清楚——瑜伽不是动作治病，瑜伽本就是一种正确的生活方式——顺势而为、法于阴阳、和于术数的生活之道。

练习瑜伽的人，或许也还会出现感冒、嗓子疼，但只要程度越来越轻，次数越来越少，这就是看得到的“正气”。如果嗓子疼的时候，不要拖延，可以第一时间就在脖子上揪揪痧，难受劲儿很快就消失了，至此您还非得依赖那“夺命”的抗生素吗?

如果是一般性的感冒，医生难道就非得让病人抱上一堆的抗生素，或者就非要输液不可吗?

无论是身体的正气，还是人格的正气，都不是靠依赖抗生素培养出来的。

关节不是机器上的零件

人是活物，不是一部机器，膝关节也不是一个机器零件，你不能光看到两块骨头在摩擦，要按这样的推理，我们人的全身到处都是关节，那最后人都应该死于磨损了。

现在，一谈到膝关节保养，人人都知道，似乎只要膝盖弯曲90度，就一定会伤害膝盖、磨损关节。因为专家说了，爬山、爬楼梯、下蹲，甚至坐在椅子上都对膝关节有所伤害，原因就是“磨损”关节。

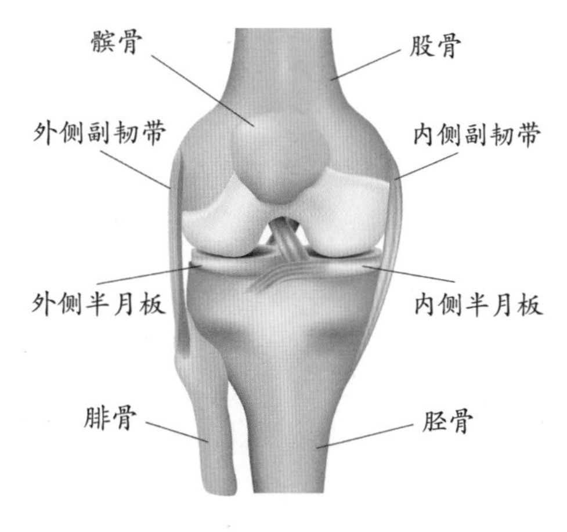

我怎么听着都觉得这关节有点像“粉笔”，要省着用，否则就越用越少，用到后来就成了“粉笔头”了，再用着、用着就用没了似的。

【例】有一次，在电视上看到一档健康类的互动节目，一位70岁左右的嘉宾，是一位老医生，在大谈健康之道（基本是以吃为主），显得有些气喘，肚子也挺大，头上毛发稀疏。

这时，主持人请上几位平时坚持锻炼的观众上场，让这位专家看看他们的锻炼方法是否正确。其中有位老先生，80岁左右的年龄，但是看上去像60岁，眼睛炯炯有神，头发居然黑而密，面颊显出自然光泽。一看这位老先生，我的第一感觉就是心生羡慕，直觉就感到老人家一定有着长期的锻炼功底（而不是吃出来的好身板），果然老先生说自己坚持了20多年的站桩和马步，他可以达到两小时站桩而身体纹丝不动。去医院检查，全身的各项指标都很健康。

结果，可笑而令人不解的一幕发生了，那位医生开口就问：“你的膝关节怎么样？”老先生说：“一点毛病没有，很灵活。”没想到的是，这位专家真够“执着”啊！非得告诉大家——老先生的锻炼方式不太科学，会损伤膝关节。

大家都知道“事实胜于雄辩”这句话，一个活生生的例子摆在这里都可以置于不顾，难道科学就是建立在呆板、教条的理论基础之上的？唉！这不正应了佛教的那句话——“死在教下”了吗？有些医生，几乎已经教条到了非得让病人照书得病、照方得病，非按照理论得病的程度，甚至完全可以忽略事实，不认可“实践是检验真理的唯一标准”。

如果让您选择，您是想成为这位80多岁健康而生理年龄又年轻的老人呢？还是希望以那位70岁，还虚胖、气喘、行动也不太灵便的医生为榜样和目标呢？这大概不需要太高的智商和健商来判断吧？

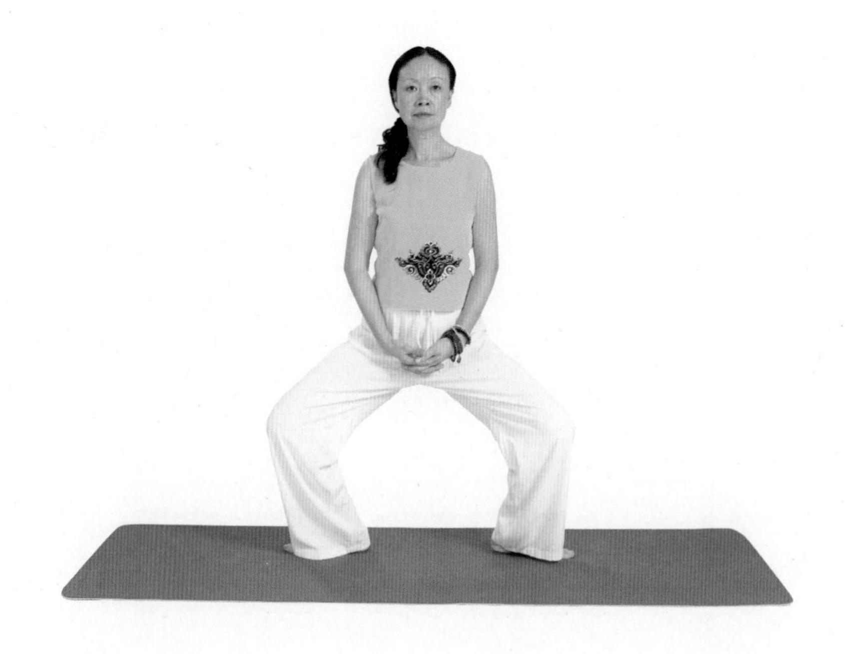

我曾经通过瑜伽的蹲功与其他功法相配伍了一套老年瑜伽功法，经过2个月时间的锻炼，让一组六七十岁的老人，由原先根本不能正常下蹲，更无法靠腿力站起，直到2个月后全都灵活自如地下蹲起立，而且还顺带着获得了其他意外惊喜，为此他们还集体给我送了一面锦旗。

其实，这个道理并不复杂，人是活物，不是一部机器，膝关节也不是一个机器零件，你不能光看到两块骨头在摩擦，要按这样的推理，我们人的全身各处都有关节，那最后人都应该死于磨损了，"磨"七八十年还不都得散了架啦？全身都应该打上钢钉来固定了？

这膝关节的损伤的原因很多，有些不运动的人，更加易得关节病，不能都推到"磨损"上。

这关节它是长在活人身上的呀！因此你不能忽略了它的整体性和关联性，它不是独立存在的物件，和它连接着的还有神经、血管、肌肉、韧带、筋膜等组织，中医认为它还是经络通道，受气血精津液的滋养，它们是一个相互依存的"活物"啊。如果你把它换成不锈钢的，就发生了性质上的改变，因为你再也不能把气血注入进去，神经也不能对此产生传导功能，所有的连接组织都将与其产生"不合"，因为不锈钢这玩意儿跟它们再也不是一家人，而是一个不能整体相伴的"外来客"了。

当然，消耗性的运动肯定是不对的，不仅是伤关节，也同样耗伤身体的其他部位。但是，正确的站桩、马步几乎是中国所有传统功法的基础，它经历了上千年的实践和考验。再说，从中医角度来讲，它不仅不会伤害关节，反而可以引气血下行，打通经脉，将气血导引至腰腿，是在用气血去养护关节，这在易筋经中，称为"易筋""易骨"（改变筋、骨的质量和功能）。因此，易筋经中还有一套专门的"马步易筋经"，它可以大补肾气，延缓衰老。请问：您见过几个一生当中习练内家功夫的人，练到最后关节散架的？

站桩、马步、瑜伽蹲功即使撇开本身的功力不谈，起码它也是开肾经的，或者可以解释为“入肾经”的，而肾主骨；同时人的气力是藏在肝肾中的，而这些功法既然可以将气血引入肝肾，自然也就改善了人体的气机，肝生筋，而膝为筋之府。请问，这筋骨得到了气血的滋养，关节难道还能独立其外？

所以，健康也需要心法和智慧，而不是只重形式、人云亦云、不通内涵，最终机械而死板地“死”在权威的“教下”。

科学与真理的不同之处就在于——科学它不是一成不变的。

练功也要心中有“靶”

韩国的一位射箭世界冠军，视力仅有0.1，只有正常人的十分之一，其实他根本看不到靶心，为什么准确率极高呢？因为他心中有靶，他已经达到了一种境界。

我们习练瑜伽也要逐步达到这样的境界，用心感受瑜伽的一招一式，而不是用脑和外形练习瑜伽。

用心会使你的灵性、悟性以及潜能渐渐激发出来，而成为身心合一的修炼。反之，只用脑和外形练瑜伽，会使你的心灵变得愚钝、刻板、毫无觉性，练的时间越长，你越会感到索然无味、毫无兴趣、难以坚持。

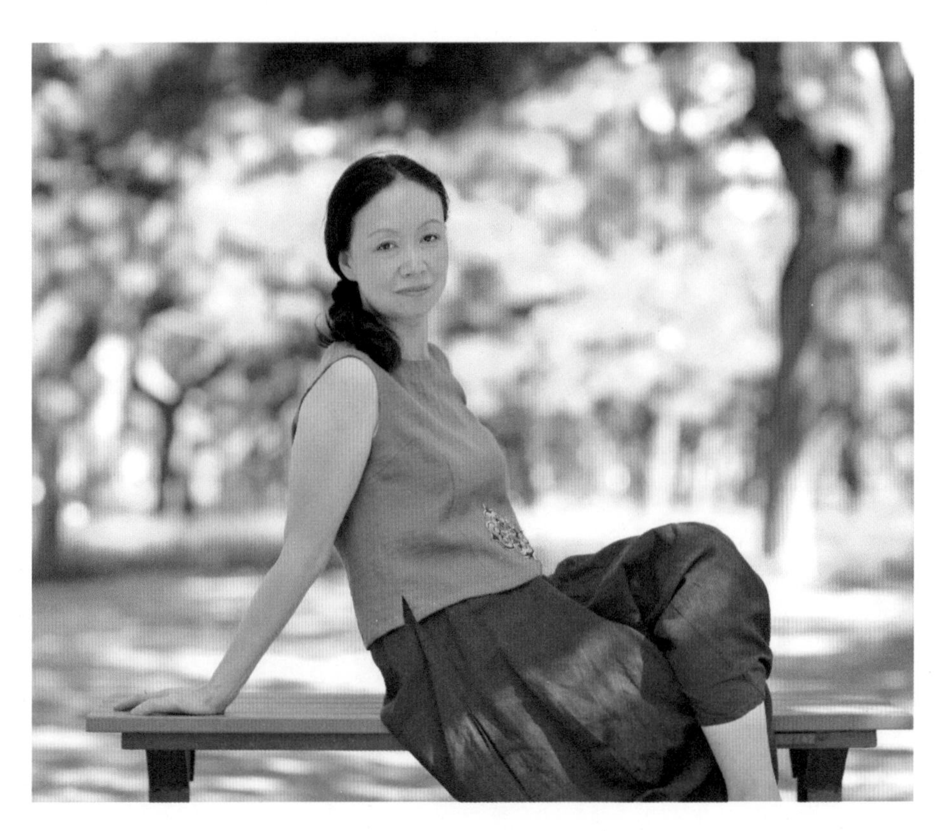

你给身体“调频”了吗？

如果身心不能合一、形神不能兼备、内外不能兼顾、意识与潜意识分裂，您吃啥灵丹妙药，用啥高级滋补品，再把高难度动作练出花来，也是竹篮打水一场空。

今天，在“瑜伽师培训班”的课程中，恰巧讲到了“瑜伽放松术与现代催眠术的关系”这一课。

谈到催眠术，就不得不追溯到它的“老祖宗”——古老的瑜伽放松术。其实催眠术也罢，各式各样的“压力管理”也罢，包括现在用于治疗心身疾病的“松弛疗法”也罢，实际上都是瑜伽放松术的衍生。

另外，谈到催眠术，就得谈到“潜意识”和“心理暗示”这两个决定性的因素。我们生活当中的很多烦恼、痛苦、某些疾病，乃至于生活方式、工作方式、思维方式、看待问题的角度等，常常都会受到这两个因素的控制，而我们自己却无所察觉。有时，它又如同一只无形的大手在左右着我们，使得你的“心”无法做主，它甚至可以影响一个人的命运。

比如：

你想睡觉，它偏让你失眠；

你明明知道垃圾食品、烟、酒对自己的健康无益，可就是容易受到它的诱惑；

你在做出某些危险举动的同时，内心一定会发出两种截然不同的声音，一个说“yes”，一个说“no”，但是，那个发出魔鬼般声音的“yes”（潜意识）其能量太过巨大，势不可挡。从此，命运就在这一瞬间被改写了。

这些往往都是“潜意识”在作怪。

如果你有意识地观察一下自己的生活或者行为，一定不难发现，由于经常受到外界的影响，而在无意识地做着自己不喜欢的事。比如，商场的大喇叭里不断传来我最不喜欢的歌声，没完没了地重复播放，使你感到厌烦。但是，不知道啥时候，你一边干活，却一边在无意间从自己的嗓子眼里哼出的竟然就是这个曲子，结果把自己吓了一跳，连忙“呸、呸、呸！我怎么会……”。

这就是暗示、潜移默化的影响。

孟母三迁的故事，说的是环境对人的影响。其实，就是一种外在的“气场”对人的熏染，它会渐渐地变成一个人的习惯和习性。

同样，当我们的工作或者生活圈子里，总是有人在唠叨着一些消极的、负面的东西，你的意志力、能量和气场如果不是足够强大的话，绝对早晚有一天也会把你给带沟里去了。

所谓潜移默化、熏陶、影响，不正是无意识被暗示、催眠的结果和反应吗?

中国文化最牛的地方就是一针见血，善于把复杂的问题归纳、总结，变得简单化，谓之“大道至简”。

庄子曰：“通天下一气耳。”既然通天下就是一个“气”字，那这些身心问题和某些功能性疾病，当然也可以通过“气”来治“气”啦！用瑜伽的话来说，身心问题开始都是“紊乱的气”所导致的，这个“气”指的就是气场、频率、波、共振，它既是物质的，又是精神的，因此它对我们所产生的是身心双重的影响，而瑜伽认为“气”是身和心之间的纽带，别忘了这个“纽带”它是无形的，就好比某种频率、波动，所以，就看你会不会“调频”了，与何种“波”产生共振了？

实际上，高血压、心脏病，以至于癌症、红斑狼疮等，又何尝不是“紊乱的气”所造成的呢？，现在叫作“内环境不稳定”，不稳定的“内环境”要靠什么来平衡、维护？怎样才能使之和谐呢？不就是老子先生说的“冲气以为和”吗？

人的正常频率、节奏被打乱了，就会心律不齐；气机紊乱了，势必血压开始升高；脑电波达到了每秒60次的频率就会出现急性的歇斯底里、狂躁不安；胆固醇不高的年轻人，现在也会出现冠心病，原因是压力会造成心脏动脉血管收缩，而导致心脏病。

而这些都不是善意的劝导、说服、安慰、政治思想工作能够解决的问题，因为它不受你的意识控制。同时，人的意识是很难接受暗示的，真正影响它的是潜意识，而催眠术恰恰被称为一种“潜意识的教育”。而人在达到催眠状态的时候，脑电波的频率就会发生变化，催眠师就可以与其潜意识进行对话了，我把这个过程称为给大脑“调频”的过程。

而瑜伽放松术就是一种“自我催眠”的极佳方式，实验已经证

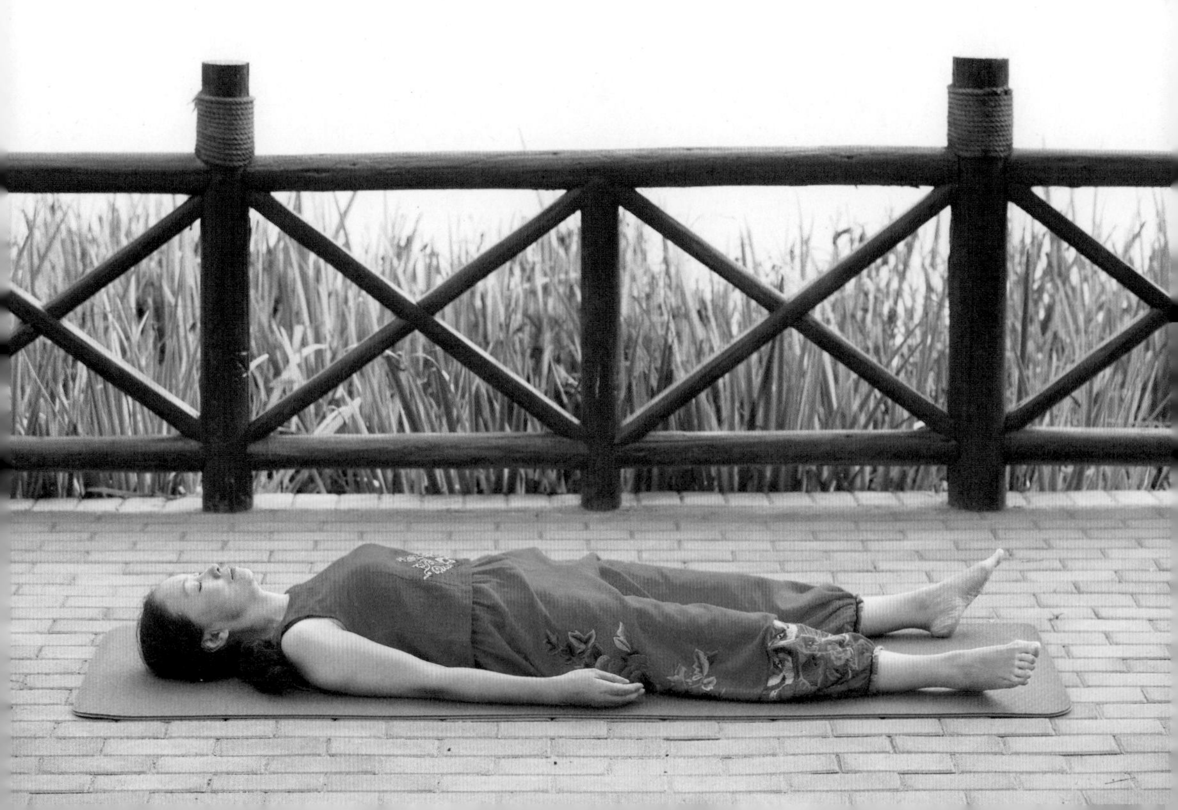

明，瑜伽的放松术能够影响生物放电和神经放电，改变脑电波的频率，关键它贵在不用求人，自我调节。但是，放松术、催眠术不是一种“睡眠术”，是要讲究方法的，方法对了，才能对频、共振，调理和预防很多的“心身疾病”。

如果说意识为“阳”，潜意识即是“阴”，放松术就是可以达到“阴阳合一”的修炼方法。

总之，通过放松术、催眠术让你的意识和潜意识之间同频共振，产生一种谐波，而不是“犹如两个自己在打架”，这就是和谐、合一、一致，就是“瑜伽”（yoga）一词的本义——自我和原始动因的结合、一致。

因此，很多心身疾病、身心健康、自调机能，都是可以通过这一前提而得以化解的，如果身心不能合一、形神不能兼备、内外不能兼顾、意识与潜意识分裂，您吃啥灵丹妙药，用啥高级滋补品，再把高难度动作练出花来，也是竹篮打水一场空。

现在、当下就开始让自己静一静，问问自己：“我是不是也该给自己的身体调频了？”

气机一通，身心皆顺

昨天在电脑前工作了一整天，到了下午四五点钟的时候，感到脖颈发僵，头、眼发胀，还有一些偏头痛，有些身热，但又出不来汗。

此时，赶紧关上电脑，试一试走动走动，放松放松，不管用；又喝了两杯水，活动一下，还是上半身发烫，出不来汗；又试着躺下休息一会儿，非但无济于事，再加上天气有些闷热，反而心生烦躁。

我有一个习惯，就是每当身心遇到不适的时候，就会抓住机会，用一般方式与瑜伽导引法之间作一个比试，以此来判断一下辨证和功法调理的效果，以便总结更多的“临床”经验。

既然放松休息都不管用，于是，我关上风扇，铺开瑜伽垫，给自己配了一套“瑜伽方”，疏通经脉、引气下行、宣肃气机，来使气血活化。心想，这气机一顺，气化功能恢复，这精和神也就“归位”

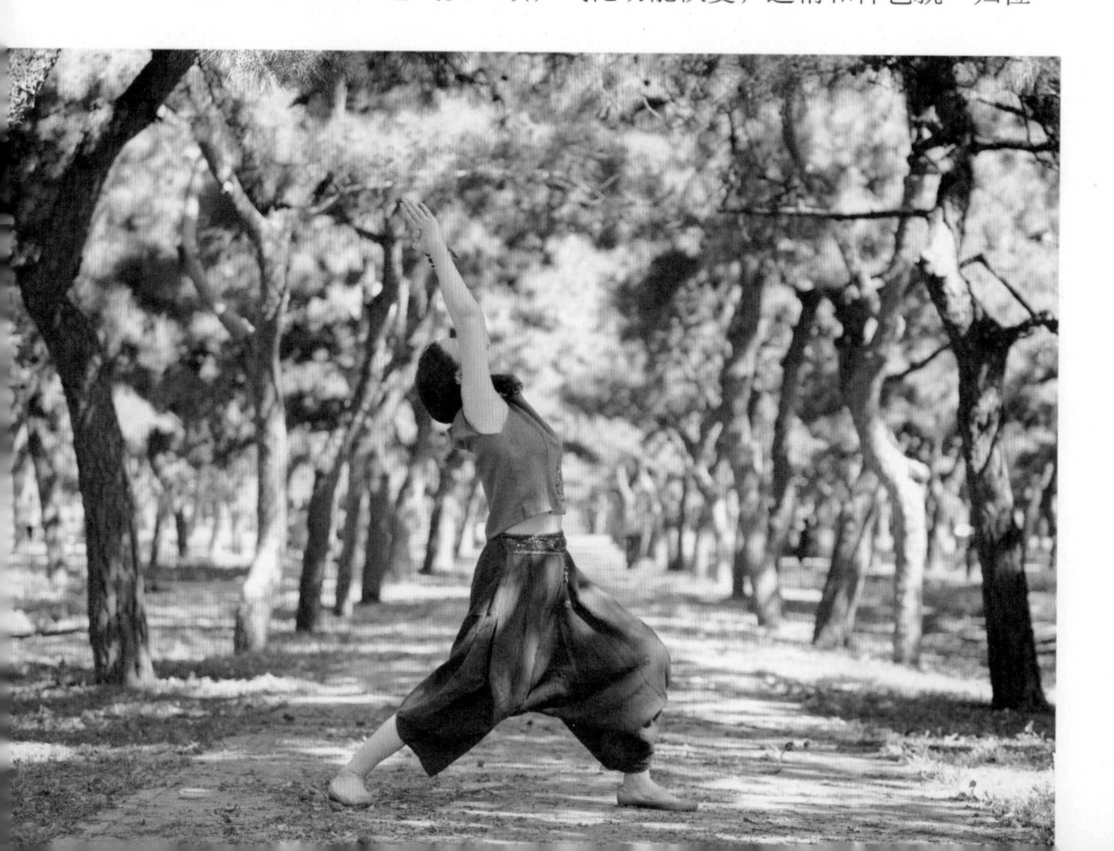

了，你只要把“气”引入正道，剩下来的正常运转的问题，就是身体自己该干的活儿了，人家本来就有一套自己的程序嘛。

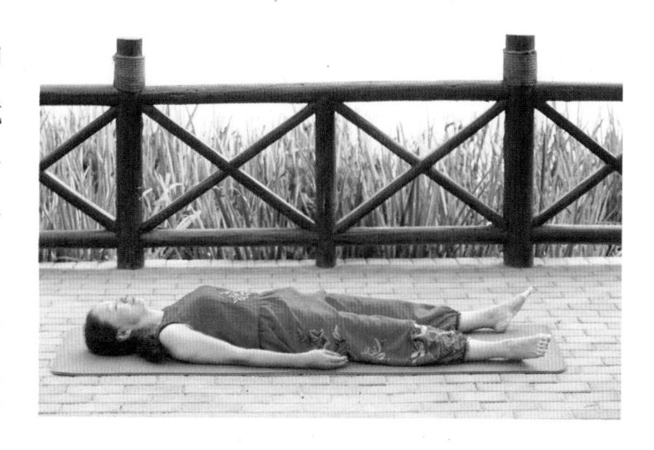

果然一场功法下来，练到后半部分皮肤才开始有些湿润，而且全身分布很均匀，这正是华佗先生所说的“沾濡汗出”的最佳练功状态，证明紧闭的腠理松开了，也就是俗话说的“透气了”，此时憋在里面的热烫感也就随着气机的宣肃自然发散了。

最后，打开网站的“静心室”，用10分钟的放松术来收功，这个放松术里暗含催眠术的成分，练得好的话，可以使人的脑波接近α波，逐渐进入深层的放松状态，达到修复和补充精力、能量的效果。

果然，结束后整个人立刻神清气爽，所有的不适症状全然消失得无影无踪，胃口也开了。

按理说来，我们一般都会认为，既然是疲劳嘛，那一定是该用休息来对症治疗啦，休息才能消除疲劳嘛！但是，对于现代都市人来说，这招儿常常不好使，为什么？身体疲劳你可以让它休息，但这些人大多会出现身心同时疲劳的现象。“心主神明”，这时你想让它放松、休息，但它不听你的，心动和大脑的长时间转动、摩擦，使它产生了一种“热极生动”，此时，一般的休息是无济于事的，反而“内动”得更加厉害，比如失眠、烦躁等。你会发现这时它不受你的大脑意识所控制，处于失控状态。

比如，我出现的这些状况，看似身体问题——身体发僵，肌肉及神经发紧、酸痛，眼睛发胀，身体发烫而出不来汗，其实在中医看来，都是精、气、神三者之间的连带关系，要找出这三者之间的“扣”到底结在哪儿，解开这个结，就完事儿了。

类似的问题并不复杂，就是气机受阻，再加上用脑较多，耗神，而“还精”才能“补脑”，但“精”要想上输而养“神”的话，离不开“气化”的作用。而现在身体的气机受阻、大循环不畅了，气血能量不能生化以养神，身体自然就出现紊乱了。

不过，这种紊乱是暂时的，如果你懂得原理，拿出应对的方法，比如，通过“瑜伽导引法”，在它出现的初期就解了这个扣儿，问题很快就解决了。相反，不断地发生，又没找到快速有效的办法解决它，长此以往，就会累积而成顽疾。而靠吃药打针不能补养你的精气神，不能代替运动来促进气血津精液的输布和循环，也不能解除久坐、耗神所带来的气机阻滞。

气味与排毒

血液里的毒、肝脏的毒、肾脏的毒、肺毒、子宫的毒素等，靠拉稀、大量流汗能排得出来吗？练出一副“气虚”的身板，拿什么来推动垃圾排出？

有一次在软卧车厢里，到了半夜，被一股扑鼻的气味“闹”醒了，再加上软卧车厢比较密闭，简直让人有一种上不来气的憋闷感觉。一位女士上车，正好在我上面的铺位，原来这种难闻的味道竟然是她的身体里散发出来的，而且一直消散不掉。白天一看，外表打扮得还很讲究，不像一个不讲卫生的人。

我们在公共场所，比如电梯、地铁里，常常也会被迫感受这样的气味；有时候这种气味也会从你身边走过的人当中飘然而至。这并不是外表清洁的问题，这样的人一定要注意了，这说明你的体内毒素较多，身体里面堆积了太多的垃圾、痰湿，而且已经在体内产生了“变质”。你想，食物在什么时候才会产生不好的气味？变质！对，这些人就是身体里储存了很多“变质”的东西。如果是身体外部的流汗、油污还好办，洗澡呗！那身体里面怎么办？也要“洗澡”，怎么洗？道家叫“浴身”，瑜伽叫“洁净”。

“浴身”指的是身体当中的水要洁净，也就是中医所说的三焦水道，现代医学所说的“内环境”的洁净。但是，现在很多人的“内环境”污染，比起外界环境污染有过之而无不及，我们只是眼不见为净而已，可是太多的疾病就是由它滋生出来的，中医称这些痰湿、痰浊、瘀血等为病理产物。并且有“顽痰多怪病”“百病生于痰”的说法。

由于这些病理产物都有重浊黏腻的特性，因此时间越久就越是难以清理。因此，中医在处理这类问题用药的时候，往往都要配伍理气的药物，以强化祛痰药的作用，这是因为“治痰先治气，气行痰自消”的中医原理。

而道家功法中的“浴身”与瑜伽功法中的“洁净”，其重点也是以炼气、梳理气机为主，因为气主动，只要身体当中的气机畅通了、顺畅了，那占人体70%左右的水，自然也就运转起来了，也自然就成了流动的活水了，所谓“流水不腐”嘛！

不过，在这里顺便提醒一下，现在很多人在练瑜伽的“商卡”洁肠功，以为单靠大量喝水再加上五六个体式，练了以后又拉又尿的就叫排毒了。我见过好几个瑜伽教练，经常练习这种洁肠法，结果不是一脸的水斑，就是满脸的暗黄，会望诊的人一看就知道这是体内水湿停聚，再一看舌头，保准胖大而有齿痕。

为什么会这样？就是因为在不懂内功、理气、行气的前提下，只在形式上完成了练习，而在实质上却制造了大量难以排出的湿气，还大伤脾胃。

本来“浴身”和“洁净”的目的是为了祛除痰湿、活血化瘀的，结果，由于你没有掌握内在修炼的方法，而又喝进去大量的水，反而徒增了脾胃的负担，形成对身体的双重伤害——痰湿加上脾虚，长此以往还会使你脏腑的功能减退，这不得不引起重视。

其实，这并不是“商卡”洁肠功本身的问题，问题还是出在“外形瑜伽”上。要知道，真正的瑜伽洁净术，也是要在掌握内功修炼方式的前提下，导引和调动身体的真气、气血来打通三焦水道，同时提升脏腑的功能，这个过程叫“浴身”，这才是真正的排毒，瑜伽的“洁净”也是一样的原理。

“商卡”虽好，但它原本就是泻法，关键是大多数人练得都只是“外形瑜伽”（不会用气），就成了“泻”上加“泄”——泄气、消耗能量。

另外，用“高温瑜伽”来排毒就更是无稽之谈了。我曾经说过一个28岁的瑜伽教练，教了三年瑜伽，每周还教一次“高温瑜伽”，结果患上了严重的胃下垂。为什么？中医叫作“中气下陷”，她耗了三年的“气”，脾胃、脏器当然就像泄了气的“气球皮”一样下坠、疲软了，何以排毒？

现代人的确需要排毒，但绝对不能乱排，一会儿这个胶囊，一会儿那个泻药的，好像只有拉稀才叫排毒，或者大汗淋漓，就是排毒。那血液里的毒、肝脏的毒、肾脏的毒、肺毒、子宫的毒素等，靠拉稀、大量流汗能排得出来吗？练出一副“气虚”的身板，拿什么来推动垃圾排出？“商卡”结肠法可以练，但必须练气，让你的气和血都动起来才行。

按照《黄帝内经》养生的原则，应该是扶正祛邪，所以排毒也要遵循这个原则，以养气来推动祛邪。排毒是五脏协同作用的结果，而“气血”是它们的粮食、能量，养好了气血，才能提升脏腑的功能，功能提升了，排毒也就是水到渠成的事情了，这也叫“无为而治”。所以，我的学生当中有很多人反映，自己并没有专门治疗便秘，为什么只练习了一段时间的瑜伽日常功法以后，十几年的便秘自然消除啦？也许是“肺主肃降”的功能提升了；或者是脾胃运化功能改善了；也可能是调节了肾气，使得“肾司二便”的能力增强了……总之，调顺气机之后皆有可能。

江苏卫视《万家灯火》栏目文道老师讲座视频
——伤肾的“高温瑜伽”

从暑天练功看“心澄貌亦恭”

要想“心澄”，首先要学会练“气沉”，否则就会心浮气躁，心属火，火大必蒸发津液，当然也就会虚汗不断了。

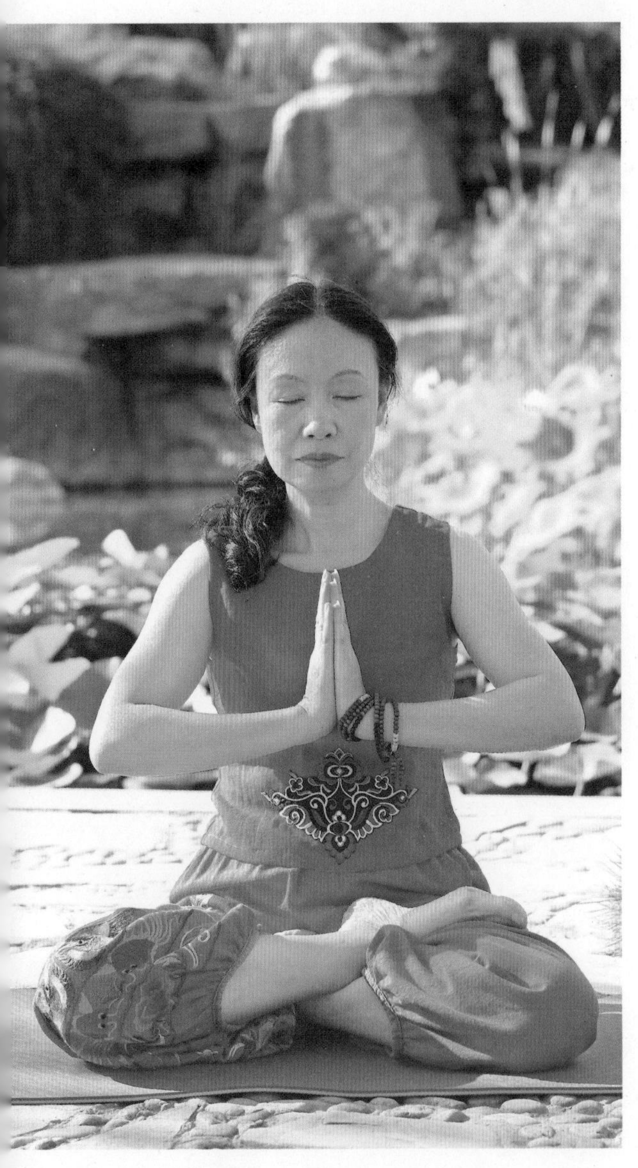

在夏天的一次公开讲座中，有瑜伽教练询问：“练习瑜伽时，大汗淋漓好不好？”

我回答：“不好！而且这样的瑜伽不能算真正的瑜伽。”

她又问：“如果气温高达三十六七摄氏度，坐着不动都出汗，练瑜伽应不应该出汗呢？”

我答：“坐着不动都出汗，练瑜伽也不该大汗淋漓。”

此时，众人面面相觑。

有时候看似有道理的事情，实践起来未必一定有道理，所以我常常挂在嘴边的一句话就是：“功是用来‘炼’的。”

为什么我说夏天练瑜伽也不应该大汗淋漓呢？

又为什么坐着不动会流汗，而练习瑜伽却不该出大汗呢？

这个道理其实一点都不复

杂，正好可以借夏天来验证一把真伪瑜伽。

老百姓都知道一个很简单的道理——心静自然凉。坐着都淌汗是因为你虽外静但有内动，一位物理学家说过，人每天有6万多个念头在动个不停，这种“磨擦”所产生的热量和内耗是巨大的，同时也消耗了人体的阳气、精血。

暑天当如何练功?

《易筋经》当中有一句练功秘笈，叫“心澄貌亦恭”。有人可能会说：“我死活没看不出这是什么秘笈。”其实，所谓“秘”就是让人去悟的，所以又叫心法，身法一旦离开了心法，轻者花拳绣腿，重者则偏，偏则身心俱伤。

《易筋经》中的这句“心澄貌亦恭”，就是教会我们内养的秘笈之一，“心澄”代表心要澄净如水，清澈见底，心澄以后外相自然就会“貌亦恭”了，这就叫境随心转、相由心生，之后才能达到《易筋经》的下面一句口诀——“心定神皆敛”，心定了，才能精神内守。这就是一种定力和定功的境界了。也就是说，身和心是一而二、二而一的关系，不可分割，就像太极图的阴和阳一样，阴阳鱼再怎么动态变化，始终是一个圆，只能一分为二，不可阴阳离绝、二元对立，这就是“不变”中的“万变”。

我的一些学生在夏天练功的时候，常常会惊喜地告诉我：“老师，我坐到垫子上准备练功的时候还满脸通红、冒汗、燥热呢，怎么练着练着，不知道什么时候就不热、心也不躁了？”这就对了，这就是“心澄”的开始。

要想“心澄”，首先要学会练“气沉”，否则就会心浮气躁，心属火，火大必蒸发津液，当然也就会虚汗不断了。

再者说，现在的人本来就容易心浮气躁，练习瑜伽或导引术的目的恰恰是要弥补这种不足，纠正这种偏向，扩大“内需”，而不是放大“内虚”，使其成为内养之功，而内养之功的前提就是以静制动。

当然，练功的时候并不是不可以出汗，最佳效果就是华佗的“五禽戏”中讲的“沾濡汗出”，就是有点微微的细汗，皮肤有些湿润，而且全身分布比较均匀，这就意味着真气开始充盈，内环境稳定，身心此时应该感到很舒服。再进一步，非但不会心浮气躁、口干舌燥，反而应该口中生津，这就是静能养阴的道理。

相反，气候凉的时候练功，动功（体式）结束后，再练一段静功来作为最后收功。此时，反会发现掌心的劳宫穴发热，更高境界是头顶的百会处（中国导引术称之为“泥丸宫”，瑜伽称其为“顶轮”）开始发热，这时正是经脉自开、引气归元、还精补脑的好征兆。

注意，这种感觉是练功时自然产生的，切不可用意念刻意追求，出现了也不要惊奇，记住老祖宗的那句话——“毋为惊叹，毋使奇事”。就像吃饭、睡觉一样的正常，淡然处之。越是这样的一种“放下”，越容易打通气脉、激发潜在能量。

但是，对于一些初学者或者体质比较差的人，比如气虚、阴虚，还有体内湿气重的人来说，刚开始多出汗也很正常，不必担心，因为你不可能在短时间内就有了功底、功力和定力，身体状况还没有得到很好的改善，总得有一个调节的过程，恰恰证明你更加需要坚持以正确的方法练功，来增强体质。如果你已经做到了静心，即使出一些汗，但并不感到燥热或闷热，就是功效开始显现了，这说明内外开始通透了，慢慢地修炼到一定火候，就不会大汗淋漓了，这是需要时间和方法的。

然而，如果作为一名瑜伽教练，您夏天练功还大汗淋漓，一定就是在练习方法和教学方法上都存在问题，甚至可以断言你练的是“外形瑜伽”。再加上夏日里本来就气虚阴亏的人，如果长此以往，身体只能是每况愈下。

夏天，合理的外动是很有必要的，可以借时令来运化、清理身体里的垃圾，这是一个“清仓”的季节，以备“秋收”。但是，外动必须结合内运才是合理的、事半功倍的，才能使人体的阴阳、内外形成太极式的动态平衡。

如何“内运”呢?

最好的运动方式就是以静制动，因为“静则养阴”。

太极拳、易筋经及所有的内家功夫都是这样的原理，同样，练习瑜伽也应“以静制动”，如果你练功的目的是为了养生、健康、身心双调，而不是展示外形的话。

所以，练功的前提是须有道!

瑜伽不是虚无缥缈的特异功能

练习正确的瑜伽或者导引术的目的，只不过是利用活人身体里本有的能量（气血）顺势而为，这“天之道”也只是“损有余，补不足”而已，哪还有什么特别的能量供你所得?

一位网友在我的博客中留言，有这样一段话：“体内能量场没有打开，或者没有储存能量时，在做体位时想要有能量在经络中流动的这种状态是感觉不到的，除非学员先练好了内功，有了……，才会有这种感觉……”

我想问您，什么是“能量”？您希望打开什么样的“能量场”？又希望储存进去什么“能量”？我不清楚。

能量是什么？在人体当中，就是活人的那口气；你饿了以后吃进去的那顿饭；渴了以后喝进去的那杯水，还有身体本身的气血等，有了它你才能活命，而只要你活着就是一个有能量的人。

想要什么所谓的“能量在经络里流动的感觉”，就像活人的血管里每时每刻都在流动的血，淋巴导管里每天都在流动着的淋巴液一样，这种流动还需要什么异样的感觉来证明吗?

难道元气不是你体内本有的吗？肾气、脾气这些五脏之气不是活人本有的能量吗？要你打开什么“能量场”？还要在练习“体位”之前“储存”进去啥“能量”？

现在有很多人，动不动就用什么“能量场”“气流感”“灵性”之类的玄词儿来卖弄高深，好像成心要说一些自己和别人都听不懂的话。搞得有些瑜伽练习者在咨询、留言、提问时，说的都是些莫名其妙的话，不是说自己“开慧眼”了，就是感到什么“气流”在身体里如何如何地走动了，甚至还有人说自己突然“有吞吐天地的感觉”……

说实话，我真的不知道这些都是从哪个门派学来的“神道”法门。一个好端端的瑜伽，怎么就非得要把你个人的“神经质”强加给它呢？这纯属“头上安头”“无事生非”“无中生有”。

这些统统都是练功之大忌，它的危害更甚于“外形瑜伽”，是一种身心的双重伤害。

修炼瑜伽和中国的各种传统功夫一样，最忌讳的就是这些奇奇怪怪的追求和臆想，从古到今因此而出问题和练坏身体、精神的人不在少数。所以，在《易筋经》中就告诫修炼者要“毋使奇事”。

瑜伽在我眼里既不是什么“体位”，练习瑜伽的目的也不是要去找寻、感觉什么“能量在经络中流动的状态”。调息、意守、内力、放松与酸、麻、胀、痛、冷、热、痒，这不正是一个正常人内在的感受吗？

练习正确的瑜伽或者导引术的目的，只不过是利用活人身体里本有的能量（气血）顺势而为，这“天之道”也只是“损有余，补不足”而已，哪还有什么特别的能量供你所得？更不是练了某种高深的功法以后，体内就会产生什么额外的“超能量”。

既然是功夫，就是用身体来练的，不是用意识、妄念来猜测、想象的，它不是虚无缥缈的臆想，瑜伽并非特异功能，道走错了，只能离目标越来越远，因为它不以你的意志为转移。

练功切忌惦记身体的毛病

练功要自然无为，功到自然成，你只管练习正确的功法就行，至于打通哪条经络，病邪出不出去，都是身体随着功力的变化而水到渠成的事情。

我们平常多注意关爱自己的身心健康，这本是一个很好的习惯，但是任何事情一旦过度了，就会适得其反。

比如，一个人如果过度关注自己身体的毛病，一有风吹草动就往心里去，好像自己毕生的精力都是为了“守病”而活着似的，那您的生命还能绽放光芒吗？意义和价值又何在呢？要是这样活着，说实话不得病都难，因为您这也叫“心想事成”。

练功的时候更是如此，最忌讳一边练功一边抓住自己身体的各种毛病不放。

你要知道，“瑜伽导引法”配套练习为什么会有良好的效果，正是因为跟练的作用，重要的是它的配伍、套路加上引领的方式等，这里面都是有原理和技法的，目的就在把大家带入到一种瑜伽的状态、氛围、节律当中，去完成其内在的修炼。因此，大多数人只要一上场跟练，就会被带入这种氛围当中，就会产生一种与生理节律同频共振的能量，这时候你会自然地忘却一些负面的事情，身心进入一种和谐的状态，这时候自然就会达到“真气从之”和“精神内守”的境界。

但是，如果在这样良好的氛围下，您非得人为地想着这病、那病的，总是抓住你的那些个病魔不放，这气脉必定受阻，身心无法合一，更甭想做到什么“恬淡无为”了。这叫拿身体的疾病惩罚、折磨自己的心灵。反过来“心一动五脏皆摇”，您这又是何苦呢？您没事总惦记它干吗？

同样，忙忙乎乎地纠正动作、摆造型的“外形瑜伽”“高温瑜伽”等，同样也不可能达到“真气从之”以及“精神内守”的境界。

练功要自然无为，功到自然成，你只管练习正确的功法就行，至于打通哪条经络，病邪出不出去，都是身体随着功力的变化而水到渠成的事情，不是整天惦记它就能解决的，因为它不受你的意识控制。

面对疾病更要学会放下。

练习者当中，有这样两种截然不同心态的人：一种人虽曾身患重症，但对于已经发生的疾病，反省自我、坦然面对，心态调整得很好，一边快快乐乐地练习“瑜伽导引法”，一边积极地面对生活，常常忘却了自己是个重病或癌症患者；而第二种人，却过度关注自己身体的疾病，几乎是从头到脚、从里到外，每一处的不适都铭记于心，念念不忘，而对自己练功的巨大变化，反倒总是还嫌不够，这也是一种不知足啊！在好与坏之间，总是执著于坏的、消极的一面，这会给你的生活中制造出很多的不快，这就成了身体和意识的奴隶了。

要学会放下你所不能控制的事物，而你所能控制的就是好好地练功，同时放下无谓的、没有意义的执著。

记住，永远不要跟别人比，人比人气死，只跟自己比，我今天比昨天好了一点、放下了一点、快乐了一点，昨天的已然过去；更没有必要提前为明天忧虑，活好当下，明天都是由今天的每一个当下所产生的“因”而累积出来的“果”而已。

再者说，你都伤害了自己的身体几十年了，现在却不给它充分修复的时间，这怎么行？

记住，瑜伽不是药——可以吃上几天就扔一边去的，瑜伽是一种健康的生活方式，如果你不能在练功的当下身心融入，或者不能感受到练习瑜伽的乐趣，而是只想把它当成治病的工具和疗程，不得已而为之的话，您倒不如趁早罢手，因为这无异于一种思想负担。

生活也是一样，如果你不去赋予它某种乐趣，你就会活得消极。

瑜伽更不是仙草和万灵丹，它需要时间和能量去修复身体，它和药物以及其他治疗方式所不同的是它可以激发、激活人体的先天之本，而疗愈身体是由这些本有的“能量”去完成的。所以，你愈是要添加太多人为的、意识的因素，就愈加不可能激发人体的潜能，因为它属“无为法”。

古老瑜伽和导引术的魅力无穷，值得我们去慢慢品味、体悟。

对脑功能退化症说“不”！

熬夜、喝酒，长期消耗型运动等，在《黄帝内经》看来就叫“欲竭其精，耗散其真。”耗掉的都是精血、肾精、元气，您还拿什么来生髓、填补脑海？

让人心慌的4秒钟

央视曾发起了“我的父亲母亲”的公益活动，旨在关爱老年痴呆症（目前称为“脑功能退化症”）的老人们。据报道，我国现在有几千万的脑功能退化症患者，而且每4秒钟就将产生一名新的患者。

我们在关爱这些“父亲、母亲”的同时，是不是也应该顺便关注一下还将有更多的“父亲、母亲”们，在以每4秒钟的速度，疾速步入脑功能退化症的行列呢？这些“父亲、母亲”们，难道是在这4秒钟内突发的病症吗？当然不是。

我们在谈论疾病的时候，常会振振有词地说：“预防重于治疗。”说实话，我们全社会对于主动性预防的重视程度，从来就不及被动治疗的万分之一。所以，现在大量的慢性疑难性疾病，以及大量影响生命质量的疾病（我们把它称之为“活着受”的病），大多是轻视预防的结果。

因此，我们除了同情与关爱，是不是更应该反思一下如何预防呢？难道我们就非得坐以待“痴”吗？

前两天，一位40多岁的中年会员，突然在我QQ里发问：“老师，瑜伽可以治疗轻度脑萎缩吗？”我开始以为她是替自己的父母询问的，结果是自己核磁共振检查出轻度脑萎缩。

我告诉她，瑜伽不能治疗脑萎缩，但是瑜伽和导引术可以预防脑萎缩，或者延缓脑萎缩的发展，但是先决条件是必须练成“内功”，绝非是指抻筋掰腿和肌肉、韧带锻炼的那种“外形瑜伽”。

脑为髓海

我们现代人往往太过于迷信大脑高高在上的特殊性，而忽略了它的整体性，恨不能要把它归结到身体以外某个体系去，好像单靠大脑就能主宰一切，只有它才拥有身体至尊的指挥权。

而在中医看来，它在五脏六腑、十二经络中都没有被排上“座次”，你可能会发现，中医当中没有“脑脏”吧？经络中没有“脑经”吧？

这是不是就意味着它不重要呢？当然不是。

大脑就好比人体的一个“果”，而它的根子（能量、养分）来源于肾。在中医看来，脑是属于肾这个体系的一部分，所以中医说“肾藏精，肾为封藏之本，肾主骨生髓，脑为髓海”。

脑本是一个腔子，是要靠里面装满了“髓”来养它的，如果肾精一旦亏虚，这脑髓就失去了原料，就像气球靠的是充“气”一样，一旦泄了气，这气球就疲软了，失去了气球的功能和作用。大脑离开了肾精、肾气，就不能化生成脑髓了，失去了“髓”来养脑，还能叫髓海、脑海吗？所以就萎缩了，失去了功能的大脑当然就表现为错乱、痴呆了。

同样，从神经的角度来看，这神经就相当于人体的电网，造成电路异常和电压不稳的原因无非两种，电力不足或者短路。脑神经、脑血管也是同理，一旦大脑的供“电”不足，它的程序自然就会出现乱码了。

比如：颈椎病，长期压迫上输大脑的“电路”通道，影响了神经的传导功能；压迫了颈动脉，造成脑部供血不足、缺氧等；大量的冠心病患者都有颈动脉斑块的生成，造成大动脉的血流受阻。还有，长期的紧张、压力、焦虑等，会造成气血的阻滞和逆乱，当然就会影响心主血脉的功能啰。

再比如熬夜、喝酒，长期消耗型运动等，在《黄帝内经》看来就叫“欲竭其精，耗散其真。”耗掉的都是精血、肾精、元气，您还拿什么来生髓、填补脑海？所以，岐伯大医说这些人“故半百而衰也”。

因此，现代的中青年人更加要留心了，否则将来患上脑功能退化症的几率会大大超过你的父亲、母亲们。

中医、导引术、道家等，是如何看待和解决这类问题的呢？“瑜伽导引法”有招数来预防脑功能退化、脑萎缩吗？

健脑须先补肾、固肾、通气脉

既然脑髓是由肾精化生而来的，当然，补肾就等于补脑。一提到补肾，大多数人首先想到的一定是吃什么？好像猪腰子、羊蝎子等吃进去就能变成肾精似的，请别忘了，咱中国人可是在解决了温饱问题以后，脑功能退化、脑萎缩等疾病才开始不断呈现上升趋势的。

如何补肾？又如何通过补肾来补脑呢？

《黄帝内经》第一篇就说得非常明确：“气脉常通，而肾气有余也。”因为，肾精通过肾阳化生成肾气，再通过肾气将能量上输至大脑，就如同卫星得靠火箭的动力才能发射上天的道理相似，离开了火箭的卫星再牛也无用。同样，离开了“气”的肾精也是无用的，因为气化才能补肾。

这就是老子所说的“万物负阴而抱阳，冲气以为和”的道理，离开了气的阴阳就成了“阴阳离绝乃亡”之象了。

其实，我们现代人所得的慢性病，大多都是气脉不通的病，根本不是需要补益的病。要知道，瞎补也是会补死人的。

气脉不通同样也是脑功能退化、脑萎缩的关键问题。

所以，道家功法、导引术的“筑基”阶段，就是通过开脊、通督、过三关等方式，来打通气脉，达到“还精补脑”的目的。真正传统瑜伽的修身阶段，重点也在于“中脉”的开通。

“作”出来的病

现代人的好多毛病都是自己“作”出来的，日积月累地摧残自己，还不自知，有句时髦话，叫“拿无知当个性”，将来必定后患无穷。

除了乱补，还有一个不要命的现象，就是泻火伐阳。比如：整天吹空调、吃冰冻饮品、冬天还吃西瓜；一上火就吃上一把牛黄解毒片、牛黄清心片；广告上不断告诉你一边吃火锅，一边喝凉茶；再有动辄就使用大寒的抗生素，直接将“寒气”滴注进你的血脉里，不形成气郁血凝才怪；低腰裤、露脐装，前面露的是丹田，后面露的是命门…… 诸如此类“催命”的生活方式比比皆是。

何以说它催命呢？

如同天上只有一个太阳一样，人体当中也“只此一丸红日”——肾阳。失去了肾阳的身体，就如同地球失去了太阳，将万物不生。

《黄帝内经》曰：“血者神气也。”肝主藏血，“肝血温升而化阳神”，而大寒必定伤肾，肾主水，肝属木，肝体阴而用阳，现在水寒使得木气不得温升，无阳可用，因此肝血凝郁，而人的脑袋又为“诸阳之会”，寒凝阻滞阳气升发，渐渐地更加使得气脉不通，诸阳都会聚不到这儿，请问您还拿什么来化阳神呢？

像记忆力减退、神经衰弱等，大多都与肝肾不足有关，甚至是脊椎病变压迫了脊神经、颈动脉，而形成长期的脑供血不足和神经传导障碍，也会造成脑部的“能源”缺失，而脊椎还与肾（主骨）有关，神经、椎管、椎间盘、动脉、血管、肌腱等，又与肝（主筋）有关。

另外，常年服用降压药的人现在是越来越多，血压倒是降下去了，而人体最为重要的器官——大脑、心脏、肾脏可就得“牺牲”了。因为血压升高的生理反应就是对这些重要器官的自保，以及急需能源的一种“呼救”，降压药只是在阻止和降低了它的供给，随之而来的就是脑梗塞、心肌梗死、肾功能衰竭患者的倍增，这些人群当中，也不乏大量的脑萎缩、脑功能退化症的后备军。

所以，生活方式不得不重视啊！

为什么说传统功法可以预防脑功能退化、脑萎缩呢？

中国传统的修炼术始终是围绕着精、气、神进行的，中国的导引术强调“还精补脑”，以及“炼精以化气，炼气以化神”，这和瑜伽“提升生命之气”的原理是完全一致的。

在《素问·上古天真论》当中，就提到了“逆从阴阳”这个“贤人”的境界。有些没有导引术、内家功修炼经验的中医，常常会把这四个字给错解了，竟然简单地解释成“贤人有时顺阴阳，有时也会逆阴阳”，大错特错！你不想想，“贤人”都已契入无为法境界了，怎么反倒不如“度百岁乃去”的凡人了呢？就连上古的凡人起码都已经“法于阴阳，和于术数”了，结果人家四种高人（真人、至人、圣人、贤人）之一的贤人，怎么反倒还会时不时地悖逆阴阳呢？完全错解了。

这个“逆”有“返还”的意思，后天返先天的意思。道家认为“顺则生人，逆则成仙”。其实，老子所说的“负阴而抱阳”也含有“逆从阴阳”的意思。打个比方，就像电池所对的正负极一样，要是“顺”着放，就不可能激活能量而产生妙用了。由此推解，身体要想不生病，最好的状态就是“一气周流”。所以，“逆从阴阳”最起码也应该是打通小周天的境界。

中国古代的语言大多用的是意象思维，听起来复杂，其实大道至简。如果有“道”，但当你无“术”的时候，也会难理解，因为没有实践经验，不是“过来人”嘛。其实，“术”也是可以反过来“证道”的，千万不要把它当玄学来看。

你看，假使一个长期月经量过多的人（中医称“崩漏”），这个人的头一定会感到昏昏沉沉的、头晕眼花的；一个经常遗精、遗尿（憋不住尿）的人，天长日久以后就容易健忘，难以集中精力。这些都与肾精不固、肾气不足有关，千万不能泻火伐阳。这类人得“补”，不是补益的补，是“补漏”，就是要固肾，用什么来固呢？气，除了吃一些补气、固涩的药以外，还有一个关键问题就是“通”，中医叫“以通为补”，就是《黄帝内经》所说的“气脉常通，而肾气有余”的道理。

我们即使达不到“贤人”的境界，即使不能打通小周天，但是，我们可以通过导引术、瑜伽内功，提升中气、肾气，以防向下泄气，就可以调理好子宫脱垂、脏器下垂的问题，这不也称得上是一种“返”吗？这也是一种“逆从阴阳”。

如何以瑜伽和导引术来“还精补脑”呢？

在导引术和瑜伽导引法当中，有很多功法可以帮助我们固肾、还精补脑，帮助我们延缓衰老，当然也包括预防、延缓脑功能退化症、脑萎缩的发生。

比如，以下几个简单的功法：

1.颈功

小小的颈功看似简单，当你掌握了练习要领的时候，其妙用无穷。

用在健脑当中，它能够帮助你调节大动脉上的“压力接收器”（人迎穴处），不但可以减缓压力，还可以调节血压，预防颈动脉斑块的形成，保证大脑供血、供氧。

对于颈椎病、偏头痛的调理，它也是一个相当不错的功法。

而且，道家功法和导引术认为，必须通“三关”，才能打通“还精补脑”的通道，其中“玉枕关”就在后颈的位置上。

颈功如果练习到位的话，你会感到脑部有明显的清亮感。

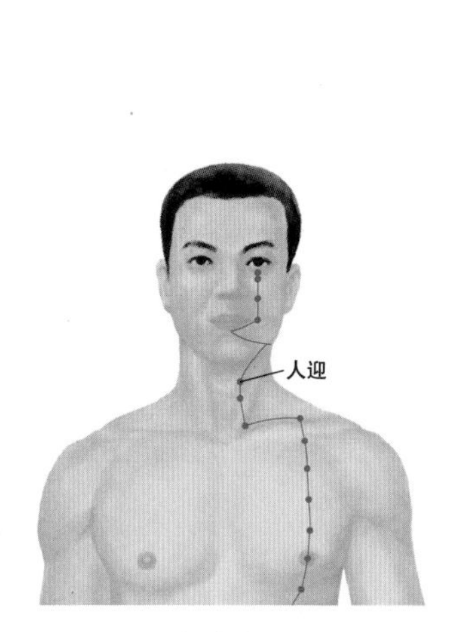

人迎穴

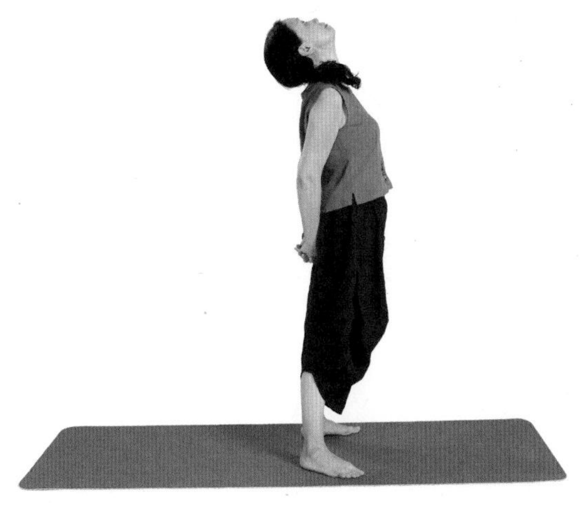
颈功

贴心提示

颈功并不是简单地转转脖子的运动。另外，提醒大家，千万不要做360度的转动头部的运动，这是非常危险的动作，一旦造成枢椎、寰椎等上部椎体哪怕稍稍偏位，都可能引发很大的麻烦和危险。

2.蹲功

蹲功可以称得上是一个很好的固肾、延缓衰老、心肾相交的功法，关于这个功法的妙处，讲的已经够多了，就不在这里一一讲述了。

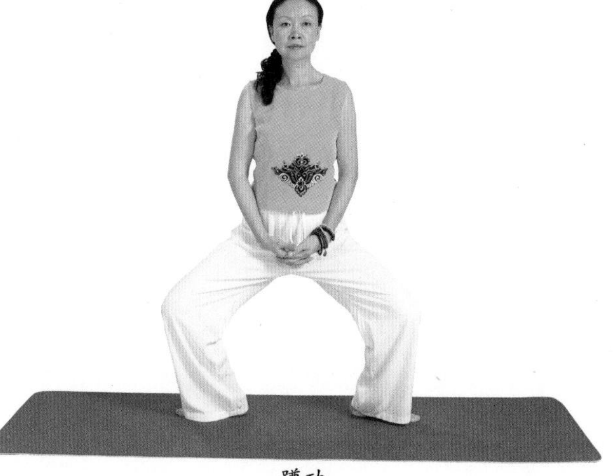
蹲功

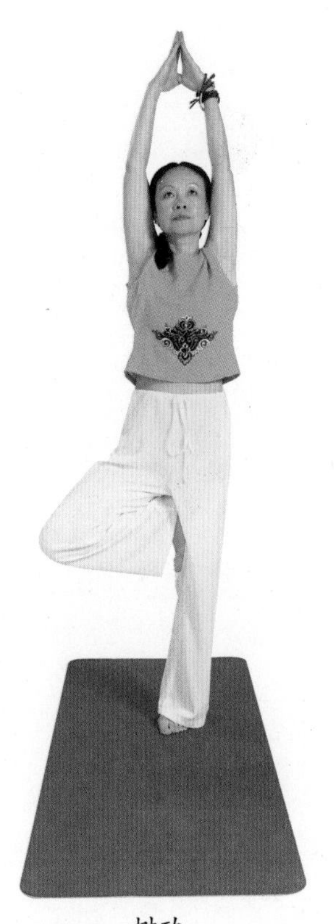

树功

3.树功

树功不但可以起到引火下行、引气归元的作用，而且还可以起到《黄帝内经》中所说的“独立守神”的功效，关键是要把自己一步步地进入定神、静心、气沉丹田，最终利用“独立”而进入守神、澄净的状态。

4.鸵鸟式

这是一个开脊、通督脉的好功法，从尾闾关到夹脊关、玉枕关都起到了梳理的作用，包括华佗夹脊以及整条的膀胱经，全都有疏通作用。

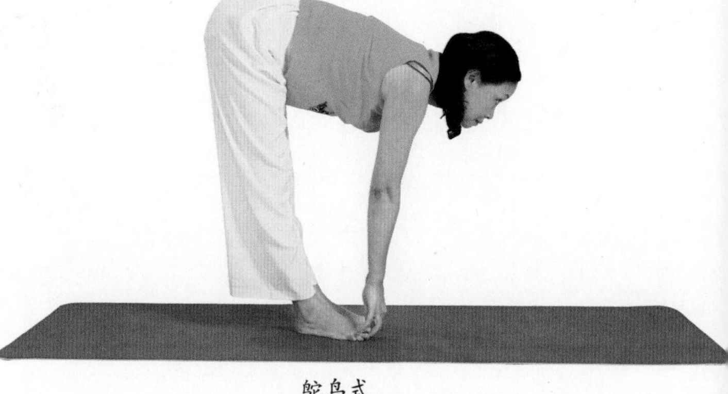

鸵鸟式

当然，要想通过练习瑜伽达到调节身心的目的，绝不是摆上几个动作、造型的概念，也不是纸上谈兵所能替代的，关键还是在于内在的修炼，更重要的是修炼的整体性。

练瑜伽口干舌燥，必伤精血

跑步机、运动场上发生肾功能衰竭、心功能衰竭的事儿，早已不是偶然。

原本锻炼是为了健康，为什么反倒成了自找伤害了呢？归根结底，还是需要“健商”！

很多人练习瑜伽时，由于练习环境加上错误的练习方式，常常练得口干舌燥，或者经常流汗（高温瑜伽就更不用说了），殊不知这是典型的耗精、伤阴、伤气血。

正确的瑜伽和导引术一样，目的是内养、内调，而这样的错误瑜伽却形成了内耗、外泄。

因此，错误瑜伽不仅仅是伤筋动骨，更多的是你难以觉察的隐性伤害，也就是我们俗称的“内伤”。

有人或许认为，口干舌燥，我多喝点水不就行啦！喝水充其量只能补水，不能补气血、津液，不能补阴补阳，而你耗伤的却不仅仅只是水。

中国字很有意思，是很有内涵的，这个内涵往往就是“道”。比如：活命的“活”字，为什么是“舌头上的水”才能叫“活”？为什么中国自古以来的内家功夫，统统讲究练功要练到口中生津，并视为“玉液”？为什么中医舌诊，发现舌头干燥、无苔，甚至干裂，就判断为阴虚？

这就是生命学呀！

你看，没有咱中国的传统文化垫底儿，这瑜伽必定难以练好。所以，练瑜伽口干舌燥或大汗淋漓，必是消耗性运动，不是正经“活”法。

在所有的内家功夫当中，先要练到口中生津，接着还要使其“玉液还丹”，这修炼的是精气，然后再留待下一步“还精补脑”。否则，就如同你家的炉灶上放着一只干锅，您还在锅下拼命地烧火，结果可想而知。

练功口干舌燥、大汗淋漓也是这个道理，必伤精气、耗精血。而且长此以往，如此“干熬”津液作下的病，神医都难治，为什么？所谓“巧媳妇难为无米之炊”嘛，你的身体当中已经没有了修复的资本和原材料了。所以很多时候，西医为什么只能使用化学激素治疗某些疾病？就是你自身的“原材料”不够了，只好用化学激素来维持，长期使用难免形成后遗症、并发症、合并症。

还有很多瑜伽教练和练习者，自以为是，说什么练瑜伽的前后以及练习当中，都不能喝水，前后时间要相隔半小时甚至一小时以上，这是毫无道理的。我就遇到一位瑜伽练习者，在微博上记录自己刚练完瑜伽的感受，声称自己一直如何如何的口渴难熬，练习之前、之中、之后都不能喝水，感叹自己还要再等一会儿的难受心情。我实在忍不住而在她的评论中呵斥道：“谁说练瑜伽不能喝水？什么原理？”而她的回答是：“难道是我理解错啦？”不是你理解错了，是很多人压根就从没去“理解”过，没走脑子。

可见这错误瑜伽、不懂“道”的瑜伽害人啦！造成口干舌燥的“瑜伽”已经害人了，再不让喝水，长期下去，就是很危险的伤害了。

西医肾科在临床中发现，健身房跑步机等激烈运动，如果体力过度消耗，加上缺水，有些人会出现血尿，导致泌尿系统、肾脏内部肌肉急性损伤，严重的甚至引发肾功能衰竭。这个道理并不复杂，这叫摩擦生热，而肾为水脏，而你拼命地、快速地耗散津液，人为地导致急性肾阴虚，那它还能正常运转吗？

跑步机、运动场上发生肾功能衰竭、心功能衰竭的事儿，早已不是偶然。

原本锻炼是为了健康，为什么反倒成了自我伤害了呢？归根结底，还是需要“健商”！

激活身体里面的“井水”

涌泉穴—周身经脉—肩井穴这三者之间，就形成了全身经气上下通达的重要通道。

你会发现，咱中国从古至今的练功之人，都十分强调“两脚分开，与肩同宽”。

为什么呢？

位于足心的涌泉穴，是肾经之气仿佛像泉水一样涌出的地方，随后再通过人体的经脉灌溉、润泽周身。

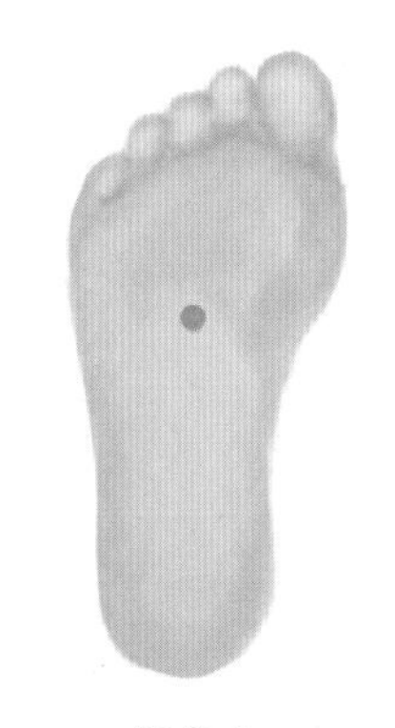

涌泉穴

当然，大家不要误解，心想肾精、肾气怎么会藏在脚底板里呢？那就成了大笑话了。理解中医切不可死板，它是心法，按如今的说法，它需要意象思维的能力。这里指的是穴位的功能，比如涌泉穴，它是肾经的起始穴，又叫井穴。从它开始，顺着这条道走上去，它的目的地不就是肾了吗？所以它是入肾的起点，肾属水，所以说涌泉又相当于井底的“泉眼”。

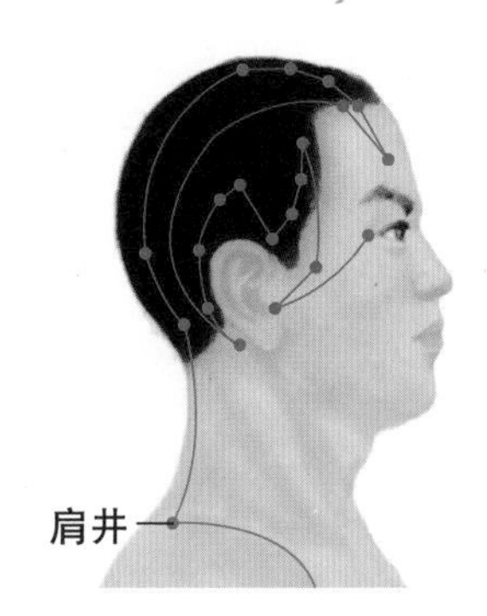

肩井穴

涌泉穴在人体当中，显然是相当于“井底”，而位于两肩的肩井穴，就相当于跟它对应的“井口”了。

于是，涌泉穴—周身经脉—肩井穴这三者之间，就形成了全身经气上下通达的重要通道。

而“两脚分开，与肩同宽”这么一站，就相当于让身体内部的气脉如同这口井和井水一样一通到底。

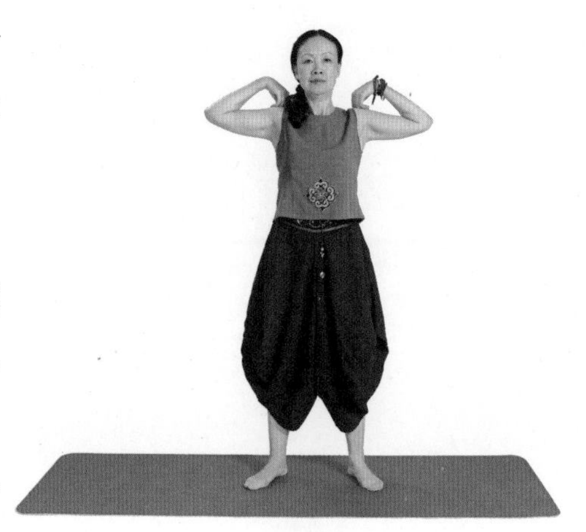

然后，再在这样的状态和前提下练功，就非常有利于激活人体的气脉、血脉，这本来就是一种自身“导引”的方法。

比如，瑜伽导引法中的肩颈功，不要以为它只是活动肩、颈的体式而已，当你运用这样的站姿，再按照“瑜伽导引法”的步骤进行内在修炼的时候，我相信你自己会有不同的内在感受。

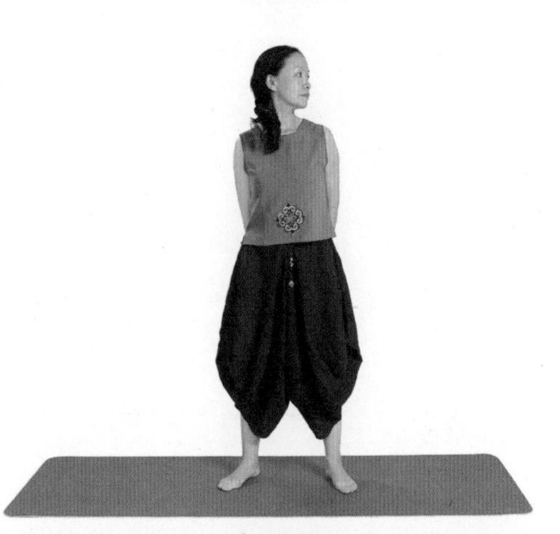

肩颈功

其实，这个功法的好处实在是太多了，单就打开肩井穴来说，便能让你受益匪浅——调节血压，改善颈椎病、肩周炎、偏头痛、脑供血不足，调治肩背疼痛；消除紧张、压力和疲劳感等。因为，《黄帝内经》讲得很清楚：“头者，精明之府，头倾视深，精神将夺矣。背者，胸中之府，背曲肩随，府将坏矣。”

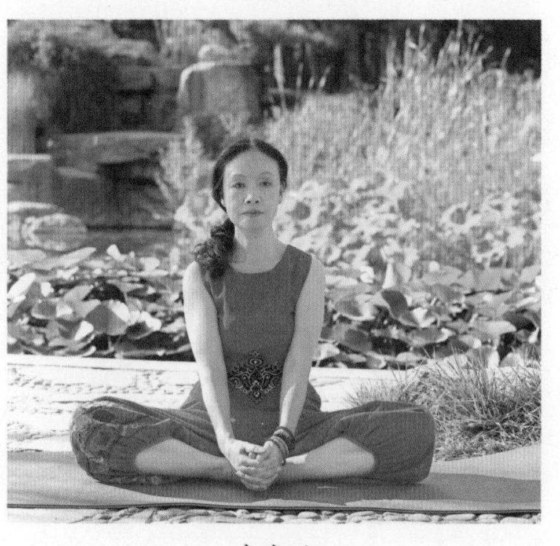

束角功

精神和脏腑都衰败了，身心疾病自然在所难免。

另外，再教大家一个“开眼打井，激活导引全身井水”的功法——束角功。

这也是一个极好的功法，但是，用在这里要稍稍改变一下以往的练习方法。

1. 如图，坐好后，两手勾住两脚，放松整个身体，然后慢慢地利用身体自身的重力稍稍向后倾仰，手臂、肩膀、头颈，尤其是腹部和

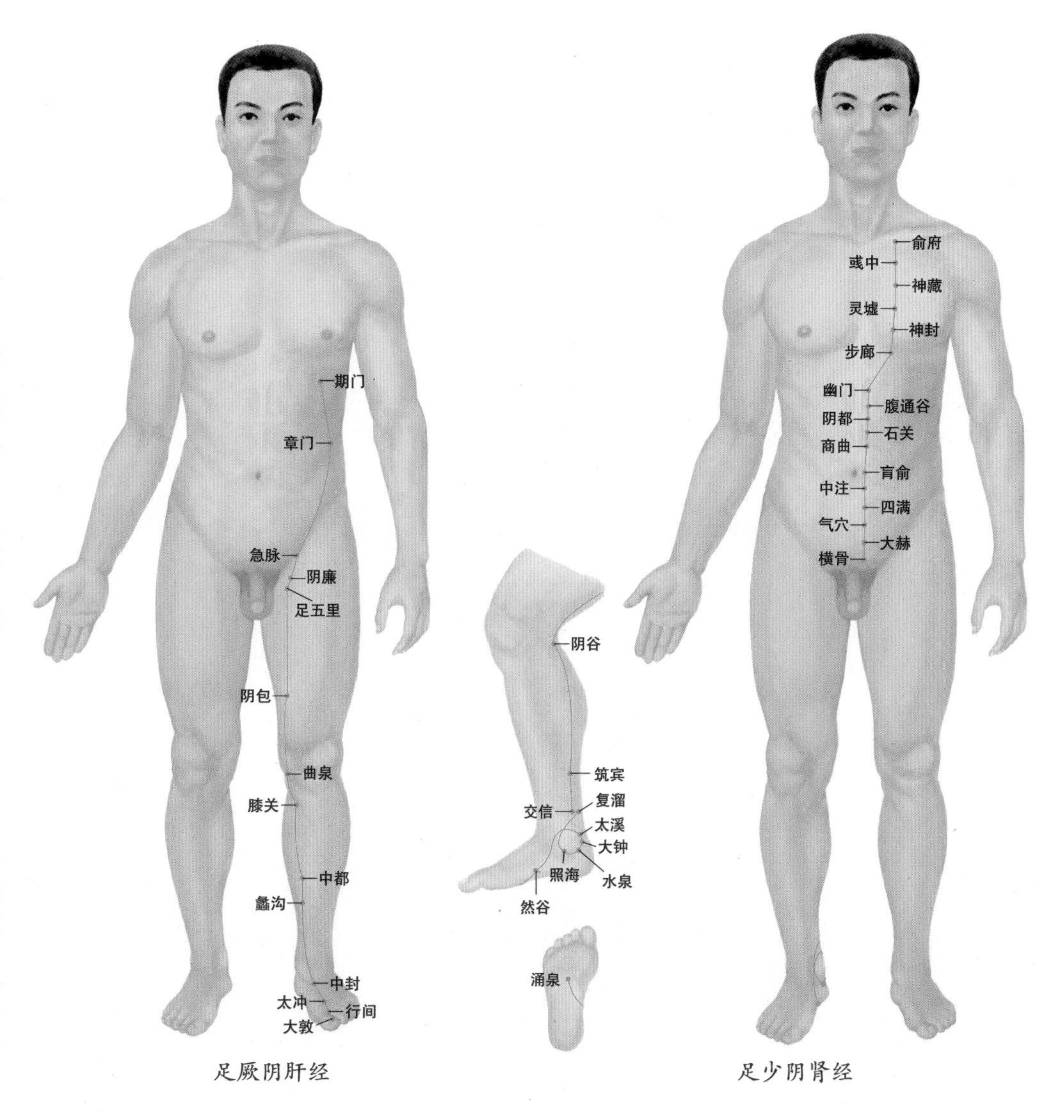

足厥阴肝经　　足少阴肾经

两腿要自然放松，让身体的上下形成平衡、自然的拉力，此时的两个手臂有点像用来平衡电线杆的缆绳，要稍稍形成一点拉力。

这时候，你会发现自己的肩井穴自然打开，肩井穴部位有非常明显的刺激感，很舒服。如果这个部位有问题的人，肩井穴会出现一些疼痛或拉伸感，正好可以在发现问题的同时解决问题。

2. 两脚的涌泉穴正好相对、相合，这就使得周身的“井水”（也就是全身的气脉）形成周流。

而且，这个坐姿本身就是一个上虚下实、引气归元的好功法，经常练习会使人达到心肾相交、水火相济的良性状态。

3. 再加上两腿自然打开后，正是肝经、肾经的部位，正好达到了精血互生的功用。

贴心提示

打通经络、气脉，并不是单纯靠挤压肌肉、抻拉外形所能完成的，必须通过“以静制动”的方法，才能起到激活、运化、导引气血的功能，这叫“内运”。

其实，束角功就这么坐着，当你坐到感觉很舒服、很自在、毫不费力的时候，就证明你“坐”对了，气机被激活了。

好，到了这个时候，你可以慢慢进入静心的状态。

放上一段静心音乐，轻轻地闭上眼睛，面带微笑（嘴角微微上翘），放松身心，在这个坐姿上，尽情地享受美妙的瑜伽，感受身体内在的变化。这才叫身心同修、修身养性。

看看你在这样的状态中，还会不会胡思乱想、烦躁不安呢？

即使在炎热的夏日里，看看能不能也带给你一丝清凉、清新的惬意呢？

犁式之“过”

瑜伽绝不仅仅是筋骨皮的锻炼，重点是精气神的修炼，一个身体柔软、会做高难度动作的人，并不代表其精、气、神实足，甚至还愈加耗损精气神。

“形与神俱”才是瑜伽练习的要旨。

很多媒体都曾相继报道了有关“瑜伽”伤害的问题，我也曾在网站当中详述了自己的看法，并且从根源上分析了瑜伽的现状和种种缘由。

这其中受到冲击与引发争论最为激烈的恐怕就是瑜伽体式当中的“犁式”了，好家伙！一些曾经的瑜伽爱好者、瑜伽教练，甚至医生，还有一些跟瑜伽八竿子打不着的体育专家们，包括一些从未接触过瑜伽的人，都就此纷纷举杆喊打，“犁式伤害颈椎”“犁式不科学”…… 一时间，犁式似乎成为了一只会咬人的“狼”。

对于这种看法，我好有一比——你把手指伸进飞速转动的电风扇里，结果可想而知，而此时，受伤者与旁观者以及医生们，却都在叫骂电风扇是“狼”，请问：您作何感想？毫无疑问，借助一句不雅的网络用语来说，看家们定会在心里骂上一句“这个二货”……因为世人都知道，电风扇不是这个用法，所以道理浅显至极，这不是电风扇的错。

同样，并不是“犁式”会对颈椎造成伤害，犁式本身并不“咬”人，“咬人”的原因完全是因为你不会运用它，咬人是“狼瑜伽”人为的、极端错误的练习方式所导致的。

在我们所能看到的犁式练习中，多数是错误的、违反生理规律和传统内在练功要素的练习方法。

正是为了有别于“外形瑜伽”“狼瑜伽”中错误的犁式练习法，我从一开始就刻意地将瑜伽导引法中的这个功法更名为“犁功”，因为伤人的恰恰是有形式而无功夫的外形训练。

实际上，正确的犁功其功效非常之好，不仅不会对颈椎造成伤害，正相反，在我若干年的瑜伽从业生涯当中，多次运用犁功作为类似“按跷术”和“易筋术”的方法，帮助很多人（包括我自己在内）缓解了脊椎病痛，甚至恰恰正是运用犁功“疗法”，为一些“狼瑜伽”的受害者修复颈椎的伤害。（在我的30集电视讲座《瑜伽与养生》当中，对犁功的练习方法就作过明确而详尽的讲解。）

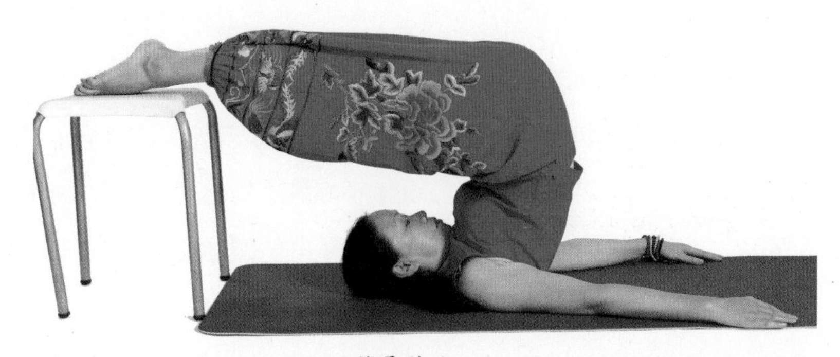

简易犁功

除了错误的练习方法“咬人”之外，还有就是大多数人根本不会运用犁功，压根就不懂得犁功的“药性”。早在几千年前，《周礼》就有“具毒药以供药师”的名言。注意：毒药随着环境、配伍方法的改变，往往会是不可多得的良药和特效药，但前提是“以供药师”。砒霜在大多数人眼中只能是害人的毒药，但是在懂得药性的“药师”手中，却是用于白血病的良药。因此，毒死人不是砒霜的错，只能是使用砒霜的人的错。

所以，犁式也是同理，“狼犁式”除了练习方法不对，还有用法上的错误。

比如：

练习次序不对；

功法的配伍、套路混乱无章；

用错了时辰；

用错了人群等。

这都是促使它“毒性”发作的重要因素。

1. 时辰不对

我在《瑜伽与养生》电视讲座以及我们多年的习练过程中，都强调早晨不可以练习犁功、肩倒立（即使是正确的练习方法）。

为什么？这就取决于你的“道行”及综合素质了。

因为，早晨人体有一大天然屏障——晨僵。经过一夜的睡眠，阳气尚未升发，气血在全天当中处于最“滞”的状态，也就是现代医学所说的血黏度最高的时辰。

人的周身都离不开气血的滋养，而气血的“原始动因”（自主调节机能）是先保证心、脑、肾等重要器官的供给，然后才轮到其他的脏腑，最后才供应给筋骨皮等外部器官。如果是阳气虚的人，气血流动就更慢，一上午气血都很难满足“精、气、神”的提升需求，更不要说外部“筋、骨、皮”的滋养了。而气血最难进入的则是人体的关节部位，“节”这个字本身就有障碍、关口和阻截的意思，有点像北京人常说的“裉节儿”。中医称“诸筋者皆属于节”，“节”的连接物质是“筋”。也就是说，早晨很难得到气血滋养的筋骨当然就会变得僵硬、强直，年纪大的人甚至比较枯脆。

好，这时候你练习犁功、肩倒立等过度屈伸的功法，不仅非常容易受伤，而且还会由于你人为的因素，强行将气血外调，“盗”走重要器官的气血供给，从而影响人体的自调机能。

这便是我们网站眉框上引用老子的那句名言——“顺自然而无为，则神安体健；背自然而营营，则神乱体损”。

2.次序不对

犁式、肩倒立、鱼式、骆驼式、眼镜蛇式等，很多体式不仅不适合晨练，也不可以单独练习，或者作为首个体式来练习。

因为，真正的瑜伽功法就是实质上的导引术，所谓“导引”，最低程度的解释就是“导引气血”（还有导引、调和阴阳之间的平衡等），作为一名瑜伽师，你必须掌握经络、气血的运行原理和运行规律，然后方能顺势而为，知道用什么相应功法去引导气血的运行，这就如同中药当中“入经”的原理。

而你如果不会运用这些原理，一上来还没有打开通道，将气血引到相应部位和经络，以温通血脉、滋养筋骨，却企图在干旱缺水的沙漠上掘地三尺找“粮食”，结果可想而知，必定白白伤气耗血。动形练习正确的话，伤害都将在所难免，如果再加上练习方法错误，自然伤害倍增。

3.配伍、套路不对

就如同佛教的传承一样，虽然起源于印度，但是唐宋以前的梵文连一本原经都找不到了，真正的佛法全都在中国的《大藏经》里，一直传承至今。

同样，要想读懂、诠释同为东方文化、东方哲学的传统瑜伽之内涵，离开了经典的支撑和传承，无异于抽掉灵魂的躯壳。

为什么这样讲呢？其一，因为梵文早已变成了一种字母文化，无法像汉字的传承那样，让现代人还能准确地读懂两千年前的语言文字；其二，字母和拼音文化无法直入古代经典的心法意境；其三，简单地了解一下印度的文化和历史，就明了了，因为目前印度的历史文献，都是在17世纪以后，由英国及其东西方的学者们整理出的印度史。

而我们不但拥有五千年深厚的文化根基，且汉字是世界上唯一流传至今通心法意境的文字媒介，这是最基本的“地基”。你想，如若萍草无根，何以立道？弃道而求术，必入邪途，只有“以道御术”，方为正途。

因此，借鉴佛学文化、黄老学说等古代经典，对于从内在解读、发掘、修学传统瑜伽，可以起到不可估量的作用。为什么这样讲呢？佛教有句话说得很清楚：“一经通，则一切经通。”这就叫“不二法门”，也体现了“大道无垠”。

既然如此，话说回来，比如在中国文化中强调“没有规矩不成方圆”，所以，就连中药都讲究君、臣、佐、使之配伍，而所有的传统功法则非常讲究套路。可是，您再看看当下的瑜伽行当，随心所欲地胡乱组合动作，甚至连组合也没有，把“纠正动作”和“摆造型”当瑜伽功法来练习，哪有这么一文不值的千年瑜伽？可见，这就是脱离了文化根基与经典断脉后的一种“任性”。

尤其是犁式等一些特殊体式，如果与其他体式胡乱组合，不懂得功法之间的配伍和整套功法排列的套路，也必将导致气血耗散和气血逆乱，造成对身心的双重伤害。

4.人群、次第不对

犁式对于任何一个初次练习瑜伽的人来讲，即使身体柔软度好、功法配伍套路正确，也不可以马上练习。

因为，柔软度好并不代表你的整个脊椎、骨骼、筋膜、肌肉等软组织的功能足以强健。周围肌肉的弹性起初往往都不够，难以支撑和托举整个身体的“框架”，这也是犁式受伤的重要因素。

还有就是脊椎有病的人，更是不适宜第一时间应用犁式。

瑜伽整套功法的练习，是要有次第的，所有人都必须从基础的日常“套路”开始练习。

别忘了，瑜伽绝不仅仅是筋骨皮的锻炼，重点是精气神的修炼，一个身体柔软、会做高难度动作的人，并不代表其精、气、神实足，甚至还愈加耗损精气神。

“形与神俱”才是瑜伽练习的要旨。

5.愚痴的结果

我经常对学生说，你学习、习练瑜伽日久以后，如果变聪明了，证明你学对了、练对了（悟性、灵气被激发出来了）。如果依然愚痴无知，问出来的不是神道的就是“弱智”的问题，诸如：

“我腿上的皮肤干燥，练习树式的时候脚往下滑，怎么办？”

“老师，为什么我在百会穴上拔罐，始终拔不上？”

不是今儿“老师，我左边动了一下，右边跳了一下”，就是明儿“上边痒了几下，下边胀了一会儿”……

这些证明你的杂念太多、我执太重，障碍你的智慧“生”不出来，这样练功的效果也不会很好。

同样，在某电视栏目中提到的一位颈部受伤、颈椎生理曲线消失的瑜伽教练，又是如何练习体式的呢？竟然能在犁式、肩倒立上一待就是10多分钟，还以为自己“功夫”深呢，这简直就是一种愚痴嘛！

即便是一个不懂瑜伽，不懂脊椎骨骼原理，没有任何专业知识的正常人，也不至于如此把自残当练功。

不要说是在犁式、肩倒立上屈折其颈椎长达10多分钟了，就是你经常弯曲手腕子10分钟不动，也准保你患上腕管炎，现在就连经常使用电脑的人，尚且没有这么大的屈度，还导致了大量人群患上了“鼠标手”“键盘手”呢！

这样一个没有一点起码常识和知识的人，来充当瑜伽教练，不要说颈椎的生理曲度消失了，你没伤及脊髓、颈动脉，没把自己个儿练成截瘫就算万幸了。

如果你练的不是真正的瑜伽，也不是正确的犁功，只能叫愚蠢导致的人为伤害！

这是离开了心法的身法在“现身说法”，完全是与瑜伽心法相背道的。

记住：如果你练得是真正的瑜伽，就不会受到伤害，伤害你的是“外形训练”“形体训练”“运动伤害”，这不是瑜伽，恰恰是“反瑜伽”。

这种无知的伤害，不是瑜伽之过、犁式之过，而是愚痴之过。

可别小瞧久坐的危害

《灵枢·邪客》指出："气之所过，血络之所游。邪气恶血，固不得住留。"什么意思？就是说，气为血之帅，当你气脉、血络畅通无阻的时候，这邪气也罢，恶血（瘀血、离经之血）也罢，就难以在身体当中"住留"了。你想，这时候身体还会得病吗？

现代社会的工作、生活方式，使人越来越多地形成了"久坐"的习惯，白领、司机、上网、看电视、上课、学习、制作、写作等，大多是一屁股坐那儿就很少动换了。再加上中国人多数没有养成良好的运动习惯，所以，您可千万不要以为，我的身体坐在这儿不动，也没招谁惹谁，还能形成多么大的伤害？

在"五劳七伤"当中，这"五劳"和"七伤"都提到了"久坐"的伤害——"久坐伤肉""久坐湿地伤肾"。伤肉就是伤脾，因为脾主肌肉；"久坐湿地"不仅指你呆坐在环境潮湿的地方，也是指你久坐之后，体内会产生湿气，又叫"久坐生湿"，所以这样一来，久坐是既伤脾又伤肾。

这伤害可不算小，因为它既伤先天之本，又伤后天之本。这一屁股坐下去不动，您就把自己身体的"本钱"慢慢都输光了，你说这事儿冤不冤？

我们一定以为年轻人应该比中老年人关节灵活，肌肉、韧带更有弹性吧？但是，我在多年瑜伽教学的过程中发现，情况常常相反，相当多的中小学生，整个骨骼、肌腱的强直程度令人难以置信，而肌肉却是松软无力的，反倒不如很多中年人，甚至爱好锻炼的老年人。

人长久不运动，肢体的活动范围张弛度减小，自己和家长往往并不在意，家长似乎也没有发现孩子的身体有什么问题，能走、能坐、能低头弯腰拿东西。但是天长日久之后，如果有一天突然出现超出平常活动范围这个界限的行动，就很极易出现筋骨的伤害，比如：搬东西、单侧拎起重物、突然扭身、或者不经意崴了一下脚踝、磕碰了一下，就有可能出现一些小关节的挫伤，而有些小关节的挫伤一旦形成是无法修复的，它会在你今后的一生当中，时不时地出来捣乱，常常会给你带来一些麻烦，比如，让你在某个姿势上“卡”住，暂时性动弹不了。

我在江苏卫视的《万家灯火》栏目中，曾经讲到过“瑜伽功法巧查病”，我们往往通过瑜伽的很多功法，发现一些人的身体到底出现了什么问题。太多人原来没练功前，都不以为然，尤其是年轻人，一上了“功”之后，都为自己感到吃惊：“天啦！我怎么会这样，身体怎么这么不灵光？还到处酸痛。”告诉你，不是你平常不痛，而是你的身体就像一个年久的葡萄架一样，不经风雨，不动它的时候，看似有模有样地立在那儿，稍有风吹草动，它就坏了。

《黄帝内经》强调，只有在“骨正筋柔”的情况下，才能有助于“气血以流”，也就是说，如果脊椎不正、关节不灵、筋膜和肌肉失去弹性的话，你的气脉也一定会受阻不通。气血不通，脏腑当然也就会失去滋养，全身的气机就会流通不畅，孩子就会发育不良，成年人就会功能退化。诸如很多男士的前列腺肥大，妇女的月经不调、白带增多、子宫肌瘤、卵巢囊肿、妇科炎症等，还有腰椎病、颈椎病、坐骨神经痛、各种关节病，以及各种代谢病、内分泌失调以及各种退行性疾病等，方方面面都会受到影响。

这种情况，光靠吃药、打针、看医生能解决根本问题吗？

怎样才能解决久坐劳伤的问题呢？

《黄帝内经》指出："气之所过，血络之所游。邪气恶血，固不得住留。"什么意思？就是说，气为血之帅，当你气脉、血络畅通无阻的时候，这邪气也罢，恶血（瘀血、离经之血）也罢，就难以在身体当中"住留"了。你想，这时候身体还会得病吗？

道理懂了，但是用什么办法才能达到全身气脉畅通的目的呢？

最佳的方法莫过于导引术，可疏通经脉、宣导气血、引治疾病，而"骨正筋柔"与此是相互作用的，所以必须内外兼修才行。

比如，打打太极拳，对打通气脉很有好处。不过，要想易筋、易骨达到"骨正筋柔"的目的，就是"瑜伽导引法"更胜一筹了。

人体当中有"八虚"，两肘、两腋、两腘、两髀，它们就如同五脏的镜子一样，通过外界反映出五脏的邪气、恶血是否有所住留。而长时间的久坐和久卧，相对于久站、久立、久行来说，更是一种全身性的耗伤，因为它是"八虚"尽伤。

所以，在练习功法的时候，当然是经过配伍的全套功法修炼效果最佳。而对于久坐暗伤来说，有两个重点，就是两髀，还有脾经、肾经。两髀是脾胃邪气住留的地方。所以，我们通过打通脾经、肾经，将气血灌注到两髀，也可以起到很好的调节作用。其实，两髀也就相当于我们肾之府的"地基"，很重要。

功法举例：

在瑜伽导引法当中，有一个腿旋转式，对于调节脾胃的运化功能以及强肾方面，都有很好的作用。

这个功法看似转动两腿，实际是运转两髀，同时按摩整个"肾之府"，尤其是从命门、八髎穴直到长强（尾闾），都有按摩、运转的作用，这些都是强肾的重点。

运转两髀可以起到调脾的作用，按摩"肾之府"可以强肾。

腿旋转式：

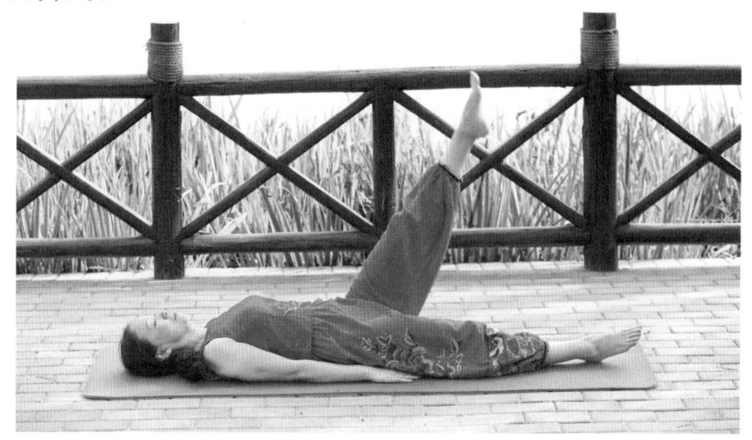

单腿旋转的重点在于调节两髀，同时增强脾胃的运化功能。

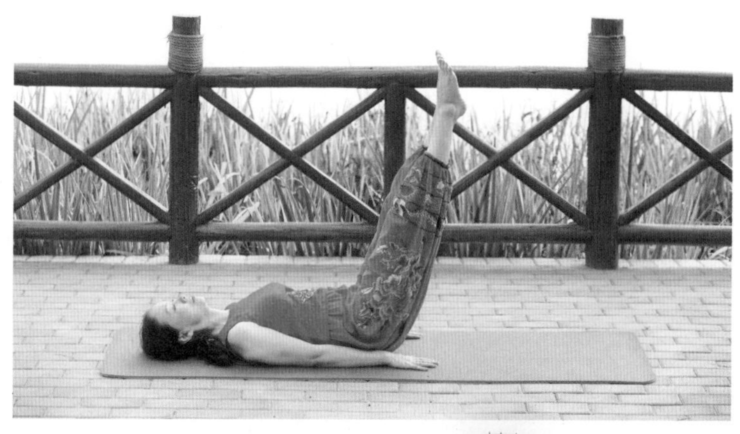

双腿旋转的重点在于“肾之府”——命门、八髎、长强。

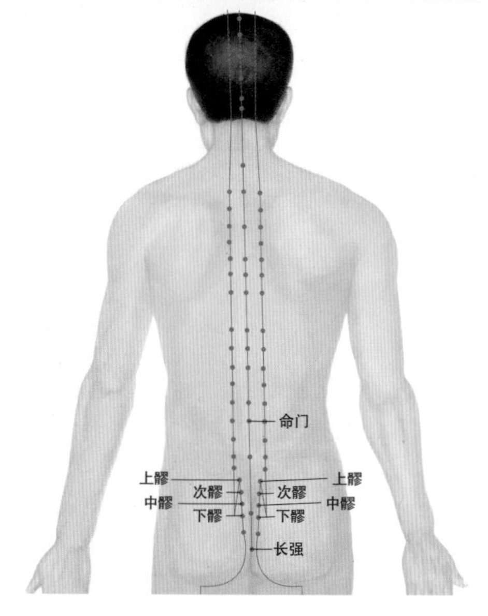

束角功：

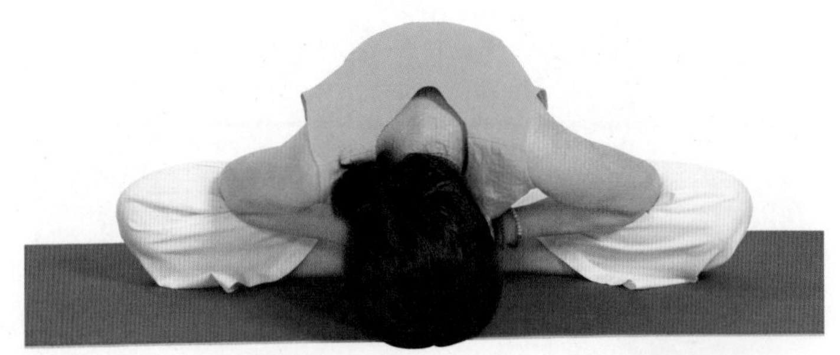

束角功也是一个脾肾双调的功法，它可以影响两个关键的穴位——胃经上的气冲穴和脾经上的冲门穴，尤其对于久坐暗伤气机，使得气血运行不畅的问题，以及前列腺、妇科、泌尿系统的疾病，都可以起到有效的调节作用。

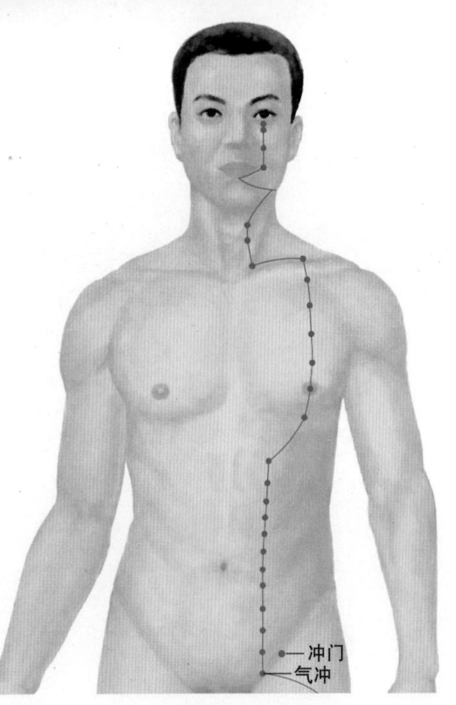

冲门穴、气冲穴

这个功法还可以同时调节肝、肾、脾三经，束角功是一个连孕妇都可以练习的功法，它有助于增强整个骨盆内部的气血循环，当然也有利于骨盆这个生命“底盘”的骨正筋柔了。

贴心提示

我们这里举例的两个功法，请大家按照瑜伽导引法要求的方法来进行练习，因为它绝不是“外形瑜伽”的概念，“外形瑜伽”不能打通经络、宣导气血，反倒伤筋动骨，不可能起到“正骨”和易筋、易骨的作用，而且消耗气血。

瑜伽老师须学会“好好说话”

瑜伽不是单靠动作来完善身心健康的，而是用正确的方法，激活身体本有的自愈能力，激发出内在的潜能，最终使身心之间达成一种和谐的状态。

不知道从什么时候开始、出于何种原理，我发现好多人自从当上瑜伽教练以后，就不会“好好说话”了，尤其在跟练习者交流和教学的时候，说话的腔调变得很怪异，舌头也捋不直了、嗓子也掐紧了、音调也变了。

更加莫名其妙的是，用起了气声、嗲声、甚至极富表现欲的“电台播音腔”来引领瑜伽，要不就是另外一个极端，像背稿子一样地匆忙走完一套“客套话”似的机械的引领程序。

很奇怪的是，这种现象似乎已经潜移默化地变成了行业默认的两种教学语气。

其实，很多误导和错误惯性就是这样形成的。

故意改变自己的声音，不但是画蛇添足、毫无意义的事情，关键是会给你的教学以及练习者人为地制造麻烦。

首先要弄清楚，你说话和引领的目的是什么？它并不是在表演或者做个性化展示，更不是在振振有词地作报告，而最大的问题是，这种声音它不可能把练习者带入一种瑜伽状态、氛围和气场当中，它就如同“外形瑜伽”一样，都是不能达到练习效果的重要因素之一。

其实，正确的引领方法和诱导法，并不需要刻意的训练，关键还是在于瑜伽老师的内涵、知识和底蕴、底气所决定的。锅里有了，自然就能盛到碗里，饭不够的时候才会用汤来凑。

什么意思？

尤其在瑜伽的体式教学当中，动作、外形是否屈伸到位，不是最重要的，而是你能否创造出一种瑜伽的氛围、气场，引领自己和别人迅速进入一种瑜伽状态当中。因为只有进入了这样的状态，瑜伽练习才有价值。

什么价值？

就是物理学当中的“共振”原理；就是中国人所说的“气场”；就是老庄所说的身心、阴阳、天人合一；瑜伽所讲的“连接、一致”。它可以使人的身、心、灵之间产生一种和谐、平衡，使人体“内环境”趋于稳定，最后才可以激发人体潜藏的能量。

而那种做作、拿捏的腔调，以及瘫软无力的嗲声、抑扬顿挫的背诵声，或者“行业用语”般的引导语等，却与其目标正相反，百分百达不到好的效果。这个道理非常简单，因为你“发射”出去的频点不对，别人（包括你自己）接受到的恰恰是“干扰波”，它会直接干扰人的心率、气息甚至脑波，还谈何同频共振、身心合一？

了解催眠术的人都知道，催眠术当中一个决定性的功能，就是催眠师的引导语，其目的就是为了影响和调整人的生理、气息以及心灵的律动，让意识不再活跃，以便催眠师的暗示被潜意识接受，使两者之间产生一种谐波，这时，只有被催眠者的脑波达到α波的状态和频率时，才能在意识和潜意识之间搭起一座沟通的桥梁，才能在此基础上调治心身疾病，才能激发人的潜能。然而，离开了这种“好好说话”的前提，催眠师根本就难以实施对别人的催眠。

同样，练习瑜伽要想达到好的效果，状态和气场很重要，这也是瑜伽老师最起码、最重要的素质。为此，我在“瑜伽师专业培训”当中，专门增设了两个课目：一个科目是“瑜伽教学重在气场”，以此来强调“好好说话”的重要性，以及如何用你的教学语言综合其他因素，迅速地将自己和练习者一起导入“瑜伽状态”。另一科目则是

“瑜伽师的素养”，这并不是在讲空泛的德行问题，而是强调一个瑜伽师的内涵和修炼、教学应当具备的功力。

最后，请记住一句话：瑜伽不是单靠动作来完善身心健康的，而是用正确的方法，激活身体本有的自愈能力，激发出内在的潜能，最终使身心达成一种和谐的状态。前提是先让自己装满一锅，你才有资格分给别人一碗干货哦！作为瑜伽师，你最起码应该让自己成为一名心灵调节师。

否则，什么静心、修身养性、身心合一、以静制动等，通通是胡扯。

练功须讲究“火候”（1）

瑜伽心法不只是理论知识，而是悟性、智慧+功力。

有为数不少的瑜伽爱好者，大概是由于受到“外形瑜伽”的影响，常用一种误区和惯性思维来想象、推测瑜伽导引法，认为练习瑜伽首先必须得到专门的指点，注意：他们这里所说的“指点”是特指外形技巧。

殊不知：第一，瑜伽和导引术都是心法指导下的身法；第二，功是用来“炼”的。

练功最忌讳的就是急功近利，太多人没有学会“爬”就想学习奔跑，甚至跨栏了，怎么可能？

瑜伽的身修是讲究次第的，这种“次第”就像盖房子一样，你还没有打好地基、搭建框架，哪来的空中楼阁？

什么是练习瑜伽最好的“地基”呢？

没有比找到一个正确的方法、合适的老师、一招一式地跟练更好的基础了，这是我们多年精心累积的教学和实践经验。

比如，有很多人自以为自己的腹式呼吸已经娴熟到家了，以为自己会鼓肚子了，吸气的时候肚子鼓起的比别人大，于是就没完没了地催促老师教他“瑜伽调息术”，你说他火候没到，他从心里不服气。结果，稍用某一种简单的调息术一试，就傻眼了，其实腹式呼吸的功底根本不到火候，只是学会了用意识去吸气、鼓肚子而已，而身体却尚未回归“原始动因”——自自然然地以身纳气。因此，还得回到基础功法去好好练习、体悟。

好，再用催眠术一试，又发现他很难进入催眠状态，甚至很多人错把一些莫名其妙、乱七八糟的“臆想”作为练习静功的方法，结果又发现和证明这练习了一年多的放松术、自觉功也是不到火候。

可见，瑜伽心法不只是理论知识，而是悟性、智慧+功力。

相反，我们的一位专业老师，一直以来所走的路子很正，至今也没有离开踏踏实实跟练基础功法。但是，她每上一个台阶，只要我稍加指点，她马上就“上去”了。比如“头倒立”，我指点几遍，她当年一个近50岁的人，并没费多大的功夫就完成了（申明：我从来不会扶着别人的腿，去帮助初学者完成倒立），而且让她在头倒立上完成一些简单的收束法，借此帮助她调理身体中一些气机不顺的问题。

所以，爬楼梯的方法只能是抬左脚、抬右脚，一步一步地一个台阶一个台阶地上。否则，站在那儿喊破喉咙也枉然！没法一步跨上最高台阶，功夫上不了你的身，我的指点不能变成你的功夫。

你想想，如果让一个没有一两年练功基础，且是50岁的人，上来就练习“头倒立”，这叫“找死”——压迫颈动脉、脑神经，万一拧了颈椎，后果不堪设想。即使你原先就会倒立，但是头倒立作为功法的内在功效也很难在你身体中产生。然而，我们的这位老师，练完正确的“头倒立”之后的感觉却是颈椎轻松了、大脑清明了。

其实，直接引领你一招一式的跟练，不正是对初学者最好、最直接的指点吗？

悟者自悟！

瑜伽的功效不是靠想当然来实现的，市面上最不缺的就是想当然的、虚夸的瑜伽教学法，所以我们才提倡“有效才是硬道理”。

“效”从哪儿来？

当然是正确的、持之以恒的修炼，而不是靠急功近利、会一点萍草无根的“花架子”来达到的。

所以，练功必须讲究“火候”，讲究“次第”。先从跟练开始，通过跟练，一招一式地打好基础，同时功效也是在练习当中逐渐产生的。

小孩子学书法尚且要从描红开始，描啥体，成啥型。

学习中医也不可脱离临证，即使你读到中医博士，也还得跟着临床老中医从抄方开始。因为，只有实践才是检验真理的唯一标准。

跟练也是如此，等到有了身体力行的基础、切身的感悟之后，再一经老师的专业指点，你才有可能恍然大悟，进步快且扎实。

话说回来，即便是指点你练功妙法，你就一定能体悟吗？你就会啦？还不是得练嘛！

而且，同样的一套功法，随着跟练次数的不同，你会有不同的感受与感悟，所以我们从来没有因练习同一套功法而感到乏味，因为它的内在趣味是无穷无尽的，只有真正走进去的人才能体会到。

如果你总想着追求新意，那你练的不是瑜伽，更不是“炼心”，只是做操、玩外形而已，这样日久之后当然会感到无趣，而且劳力且累心。

有的人只是一套太极拳，尚且可以练习一辈子；一个站桩，要打上多少年的基础，所不同的是功力的增强，这才叫真功夫。没有“筑基”，火候不到，技巧也不能在你的身上显现出来。

所以，说来说去，千言万语，还是离不开那句话——功是用来“练”的，不是用来空谈的，否则，点拨你，你也跟不上趟，还直呼“深奥”，这是因为你火候不到，出来的也只能是“夹生饭”。

练功须讲究“火候”（2）

宝藏不在天上，仰着头看到的只是浮云，道在脚下，宝藏在地下更深处，万物都离不开根基。

有位朋友，曾学过八卦掌和一些拳术，但真正内行人一看便知——有形而无功。可是，在我们谈论“内功”问题的时候，他总爱不厌其烦地重复：“我们练习八卦掌的时候，都是要从丹田处把‘丹田之气’调上来，再调出去……”而且还用手从小肚子开始向上比画。

说了很多次之后，我终于忍不住问他：“关键是您有丹田真气聚集吗？怎么‘调’上来还‘调’出去呢？你身体里尽是痰湿、瘀血（该朋友‘三高’），你能把浊气‘调’出来就不错了，哪有什么丹田之气可调动啊？”

可见，历代都有很多人练功不明就里，而且都是用意识心在想当然地发挥。要知道“功”这个东西，它不是靠嘴皮子“耍”出来的，意象思维不是“臆想”思维，更不能盲修瞎练；真气、丹田之气更不是靠大脑意识来操纵的。

试想，你连“筑基”阶段都还差得远呢，甚至做动功都气喘吁吁，呼吸之气都还沉不下去，请问：您怎么“炼”就的丹田之气？

真正练习内家功夫的人，都有一个起码的常识，都知道“无极生太极”的道理，就是“静极生动”的原理，什么“动”？气在动，而“气动”不受你的意识支配，它只受元神的支配，而唯有在静、定的状态下，才是元神用事，元神产生于元精、元气，同时又起到暗自调配元精、元气的作用，它们是互根互生的关系。

也就是说，这其实是无为法的境界了。而你还在那儿想当然的用意识、意念调来调去的，调妄想、妄念倒是有份。

再者说，人家练功的人，藏元气还来不及，您倒好，练拳倒是为了把“元气”“丹田之气”调出来攻击对手？这个玩笑开大了，不用对手对付你，您自己就把自己干趴下了。这哪是“性命双修”啊？分明成了“玩命功”。

其实，在练功的人当中，这样的人为数不少，甚至占多数，真正静下心来，踏踏实实、求真务实的人越来越少。并非功夫本身高深、难练，而是要先克服自己的“妄心”很难，好高骛远、急功近利，其结果只能是“急火攻心”而又一事无成，这就叫“练武不练功”。再加上很多人在心理上暗自追求一些臆想出来的“神通”，这是最要命的事情，走火入魔远比真修实练容易得多。

所以，急功近利是练功之大忌!

比方说，我们大家都知道蒸馒头的原理，火到、水到还不能让生面疙瘩变成馒头，只有当水火相济产生蒸汽之后，还需要相应的火候到了的时候，馒头就自然而然的熟了，这急不得，火候差一点都不行。练功也是一个道理，这叫“功到自然成”。

蒸馒头尚且需要基本条件，练功中的“筑基”更是必不可少。

比如，现在有不少人，存在气短的问题，这样的人越想练气，就越是费劲，越是沉不下气，为什么？肾不纳气。怎么办？筑基、练习基本功，什么时候火候到了，什么时候肾的“纳气”功能就提升了。所以，玩虚的、大的，没用!

而练习瑜伽的人当中，很多人不去好好地练习基本功法，使其慢慢恢复肾的功能，调养肾气，起到固肾、调肾的作用，却常常被人忽悠去死盯着那些看似高深的东西，比如有些上来就卖弄所谓的“昆达尼里蛇”瑜伽。请问：你的通道、三脉七轮自开了吗？你的真气能够从之吗？你懂得无为法吗？殊不知“昆达尼里蛇”至少相当于中国导引术中“大周天”以上的境界了，是“炼气化神”甚而是“炼神还虚”的境界了。不要说“炼神还虚”了，请问您的“小周天”通了吗？您达到《黄帝内经》中提到的“贤人”境界了吗？你连常识都没搞明白，就敢往“天上”捅，敢玩虚境？

所以，大家一定要清楚——别人骗你没关系，千万不要自己骗自己，你就不会受骗。宝藏不在天上，仰着头看到的只是浮云，道在脚下，宝藏在地下更深处，万物都离不开根基。

再说，身体它毕竟不受你的妄心、狂心、好胜心的指挥。别忘了，“瑜伽”一词的定义是“自我”和“原始动因”的结合、一致。只有当你懂得了心法，真正明白什么叫“顺势而为”的时候，你才会踏踏实实地求真务实，你就会在一个小小的基本功的修炼当中，时时、不断地发现自己的长进、悟性并找到无尽的乐趣了。

喝水也有“道”（1）

人每天总是要喝水的，我们何不利用补充水分的机会，顺便给自己的身体纠一下“偏”呢？

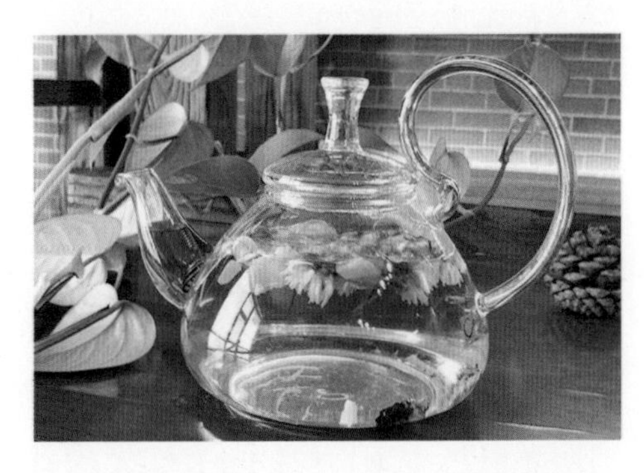

水是生命的源泉，人体当中水液要占到70%左右，同时水也是人生命能量的载体，人每天总是要喝水的，我们何不利用补充水分的机会，顺便给自己的身体纠一下“偏”呢？

我们常说“大道至简”，其实在我们的日常生活当中随处都能“见道”，可以自然地完成“损有余而补不足”的至简大道。同时，瑜伽也是一种生活方式，无论是行住坐卧、饮食起居，你只要顺道而行，不要跟自个儿的身体拧着来，你就会活得很自在。不要成天想着跟“老天爷”对着干，而是学会掌握自然规律、阴阳合一和“原始动因”，学会顺势而为，你就能踏在道上、踩在点儿上。

当你上了“道”以后，至于“术”，就是信手拈来的事儿了。

为什么喝水、喝茶也要“讲理”呢？

举例来说：

有一位女士，白领，去医院检查出患有严重的缺铁性贫血，但是医生始终查不出原因，既没有遗传史，也没有发现常规的致病因素。

好在多亏了这位医生是个有心人，开始跟她聊天，了解她平常的生活习惯，结果发现她有每天喝浓茶的嗜好。而茶叶中含有鞣酸，过

量以后就会阻碍身体对于铁的吸收，结果根源就是由于长期每天喝大量的浓茶，而导致的缺铁性贫血。

可见西医也应该学会“问诊”，也要找出因果关系，才能从根本上解决问题，而不是一边喝浓茶，再一边成天吃药。

看来光有医术是不够的，还需要“医德+医理”，一样不能少。

再比如，运动员在训练和比赛场上，体力、体能消耗很大，这在中医看来，既耗气又伤津，而现在市面上的各种饮料、茶饮其实都没有从根本上考虑到以人为本、以健康为本，多数是以口感为“本”，更不要说考虑针对不同体质、各种不同环境的功能了。

如果能够给这些运动员在大汗、口渴、消耗之时，适当地补充一些滋阴益气的茶饮，就能在补水的同时尽量减少对于身体的内耗、暗伤。

又比如，南方暑热，尤其到了夏天的时候，越热人就会感到身体越是发虚，因此暑热容易使人气阴双耗，因此你会发现这些地方人的皮肤往往都会发黄、发暗、没有光泽，这是因为发散、疏泄过度造成的。所以他们有用药材煲汤的习惯，是为了补充一些丢失的能量，减少一些营养的流失。还会喝一些苦丁茶，一是因为苦有潜降的作用，可以防止升发过度；二是苦丁茶偏寒凉，有“收”的作用，防止疏泄过度。

但如果你生活在北方，这样煲汤、喝苦丁茶到底行不行呢？自己稍稍推理一下就应该知道答案了。

还有，教师们由于讲课太多，歌唱演员常练声，嗓子疲劳，于是很多人就长期使用胖大海泡水喝，希望以此来保护嗓子，这种做法就一定对吗？有些人甚至莫名其妙地出现了五更泻（黎明时腹泻），自己都还不知道什么原因，殊不知胖大海也是比较寒凉的，并不是什么人都适合饮用的。

诸如此类，都说明了一个问题——养生须有道，喝茶也要讲“理”。

喝水也有“道”（2）

只有适合自己并且搭配合理的茶饮，才是最好的，可见喝茶之道也是平衡之道。

在运用瑜伽调理的过程中，我喜欢常年使用和调配花草茶来作为饮品。

使用和搭配花草茶也并不是百无禁忌的，要看个人的体质情况，须因人而异。比如：脾胃虚寒和心气虚的人就不适合多饮或者单独饮用金银花、金莲花、夏枯草、胖大海、苦丁茶、苦瓜茶等偏寒的茶饮。

但是，有些花草茶，比如金莲花、菊花等，如果善于合理搭配，不但不会伤及身体，反而可以减少某些花草茶的燥性。

《周礼》中有句话，叫“聚毒药以共医事”。聚，是聚集、组合、配伍的意思，通过对于药物、食材性质的掌握，再加上善于辨证运用的话，哪怕是毒药，也能趋利避害以助人，可以利用大自然给我们提供的植物、食物或者药物的某种偏性，来达到纠正身体偏性的功效，这也是我们中国人几千年来特有的智慧，它运用的正是老子所说的“天之道，损有余而补不足”，中医当中“虚则补之，实则泻之”的原理，就看你会不会合理运用和调配了。

虽然，花草茶大多无毒，但是如果你用法或用量不当，照样伤身，虽然不是直接以毒性伤害身体，但是很有可能会加重身体的偏性，那就成了好心办坏事了。

比如，我们去三亚或者福建、广东，会发现很多北方人也买苦丁茶带回去饮用或者送人，这样做起码犯了两个错误：不辨体质、不辨环境。也就是不懂天时、地利、人和。

再比如，迷迭香和薰衣草就不可以相互搭配，一个提神，一个安神，功效相悖。

此外，还有一些味道相冲或者有浓香的花草茶也不要相互搭配，比如：薰衣草和迷迭香、玫瑰等，就是一种混乱的搭配，而且芳香比较突出的花草茶往往会有一些燥性，对于散湿、散郁有一定好处，但是阴虚体质的人就不适宜长久饮用了，容易耗伤津液，孕妇也要慎用。

另外，缺铁性贫血的人就很忌讳长期喝茶叶水，无论是红茶还是绿茶，因为它会影响铁质的生成和吸收，同理，女性月经期也要少饮茶叶水。但是，阴虚体质的人，如果每天喝一些玫瑰茄、枸杞等配制的酸甘化阴的茶，就可以促进铁质的有效利用，有益于滋阴养血。

其实，“道”不是死板的、一成不变的，它是“以不变应万变”的，不同的人，不同的体质，还要考虑不同气候、环境和季节，还有身体在不同的时期的状况等，只有当你掌握了人与自然的特性，你才可以游刃有余。

总之，只有适合自己并且搭配合理的茶饮，才是最好的，可见喝茶之道也是平衡之道。

拔罐+拔背立竿见影的疗效

以柔劲、内力“拔”开这里的经脉通道，让上下气血快速地通畅起来，一功就可以直接宣开多条与之相关的经脉。

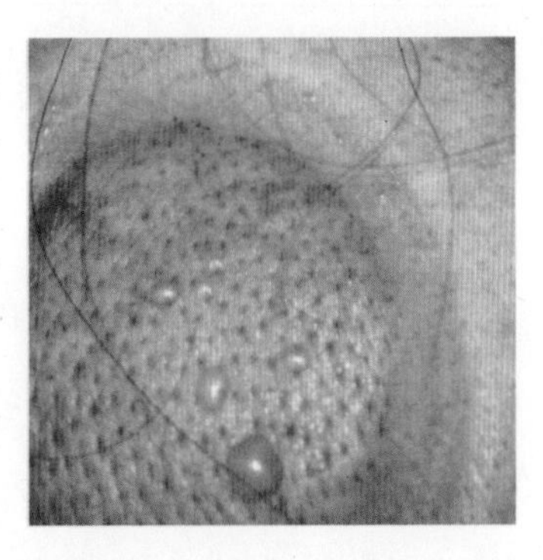

昨天早晨，一位好友打来电话，说是早晨睁开眼睛，正想起床，突然感觉天花板在旋转，想试着起来去洗手间，发现更加眩晕，几乎摔倒，赶紧上床闭眼休息。但是，躺了两个小时，慢慢睁开眼睛，仍然未见好转。

我赶过去后，在她后颈部督脉的大椎穴下方（维道、大杼、风门、身柱穴附近）拔了一个罐子，不到10分钟，起罐后出了很多的水泡（如图）。光是大的水泡就6个，罐子边印一圈还有好多小水泡。

因为她近期工作紧张，伏案多日，加上精神压力，常常使得自己的颈部、背部、肩部周围处在一种下意识的紧张状态，因而毫无疑问会锁死这个区域的气血，气血受阻后，势必会压迫神经、血脉，因而引起眩晕。

拔罐是为了帮助她尽快活血、化瘀，只拔了这一罐，结果发现她体内还有郁滞的湿热，这大概恰好证实了“久坐生湿”的道理吧。

拔罐之后，我让她慢慢起床，慢慢地做了一组肩肘功和鸟王坐式（瑜伽导引法“开胸顺气功”当中的一组功法），目的是为了“拔背”。

那么，为什么不让她在发病的急性期直接做“颈功”呢？因为，她已经眩晕了，就不宜在当时牵拉颈部，而是通过肩肘功、鸟王坐式的内在功法进行“拔背”，宣开通往脑部的气血通道。

要知道，在颈部到两边肩部的这一小段当中，就有多条经络经过这里，而这些经络正好在这个区域并列、交叉、汇合、上行于脑。此时，让她按照正确的方法慢慢地自行练习这两个瑜伽导引的功法，并不是为了让她在病中练习瑜伽动作和锻炼身体，而是为了直接解决问题，以柔劲、内力“拔”开这里的经脉通道，让上下气血快速地通畅起来，一功就可以直接宣开多条与之相关的经脉，并且通过功法内在的按摩，帮助她释放掉肌肉、神经、精神的紧张，快速缓解眩晕的症状。可见，有时卧床、睡眠并不能真正释放压力；错误的瑜伽和不当的运动，反而还会增加乳酸，使肌肉、神经产生疲劳。

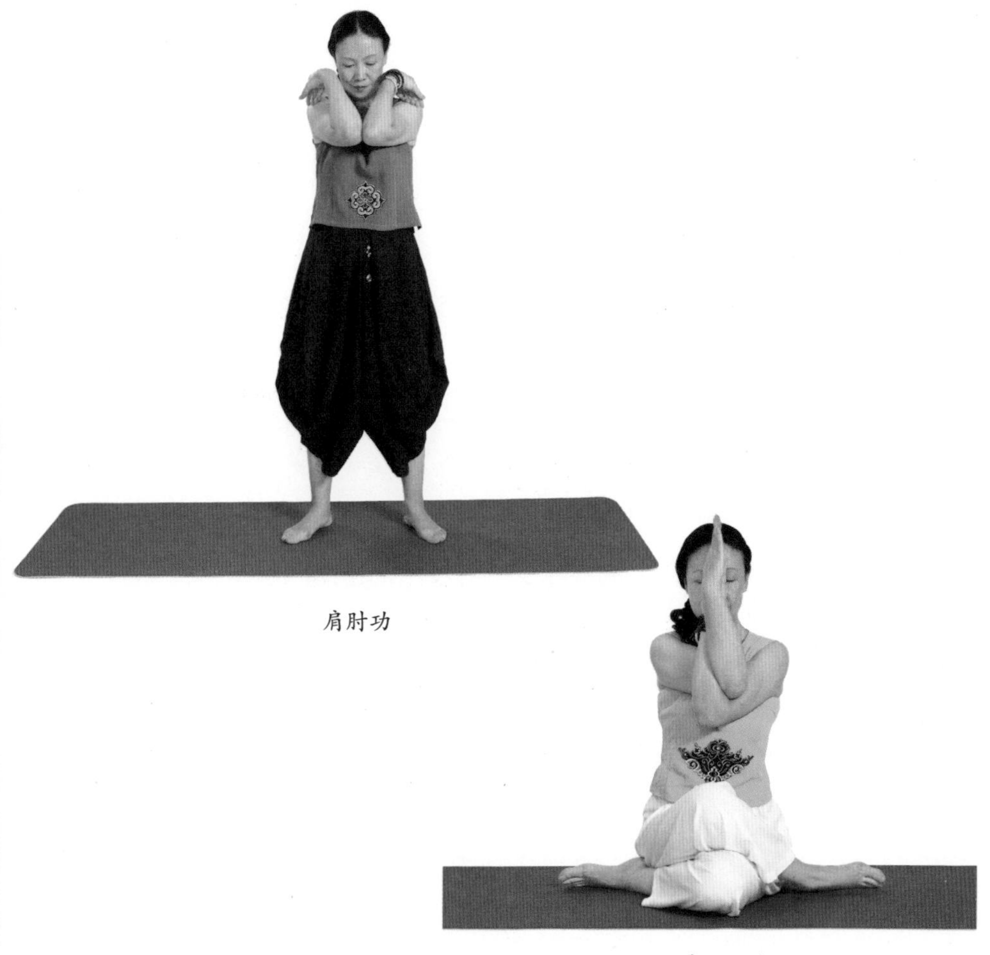

肩肘功

鸟王坐式

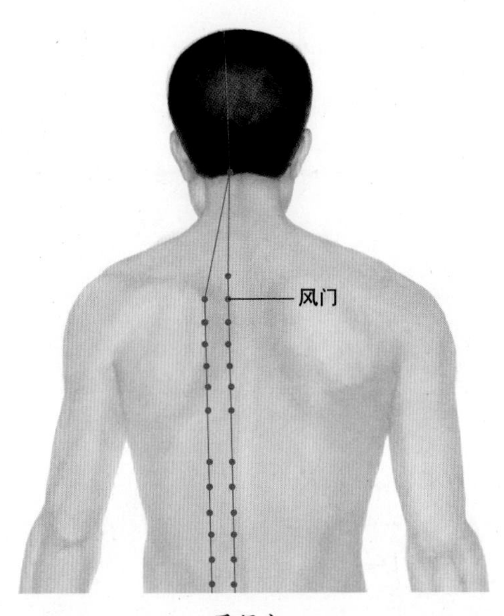

风门穴

结果，从拔罐到拔背，加起来只用了不到20分钟，她就立刻不晕了。她一边摸着后边的水泡，一边晃动着自己的脑袋，直呼“神奇”。

当然，她在此之前如果能够忙里抽闲地坚持练习整套功法，就不至于发生这样的眩晕了。

得了病，还不是要耽误工作时间来调病、养病吗？所以，我常说“磨刀不误砍柴工”啊！

发生这种颈性眩晕的人实在是太多了，一般情况下，大家都是去医院先做各项检查，然后也没有什么好办法，顶多让你做“牵引”，去医院折腾一通，下次还是会继续发作。

何苦要让它发展成病变而走到最后手术这一步呢！

吐纳调百病

美国的一些医疗机构，二三十年前就把调息术、放松术作为调理“身心疾病”的辅助疗法运用到临床当中了，而且有大量的数据证实它的有效性。

调息吐纳是所有导引术和瑜伽功法修炼的前提，是导引术中的重中之重，也是瑜伽妙招中的妙招，甚至可以说是保健的第一妙招。

维持生命靠“三气”：先天之元气，后天的呼吸之气和水谷之气。

人来到世间的第一件事情，就是快速完成呼吸的转换,由先天的胎息转换成后天肺司呼吸。现代医学也证实了瑜伽祖师的说法——呼吸方法可以直接影响一个人的心理、情绪、生理的变化和脏腑功能。换句话说，就是可以通过调息来达到调节自主神经以及内分泌的作用，通过调息来减缓和消除紧张压力。反之，紊乱的气息会对身心直接产生负面的影响，导致心搏、血压、神经、内分泌、情绪等调节紊乱。

首先必须学会吐纳（在古代功法中叫“积气”），为什么在我们中国的传统养生功法中要用“吐纳”这个词呢？不就是呼吸吗？其实还真有不同，我们平常的呼吸是随意性的、浅显的，甚至是短促、紊乱的，这当然会影响、缩短人的寿命。而吐纳和调息就不同了，通过

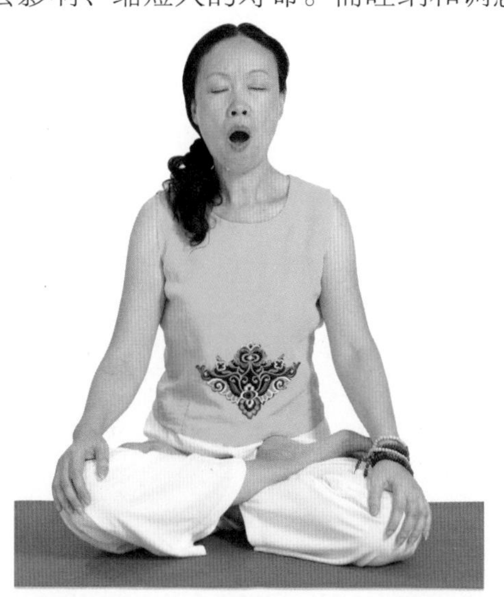

有意识的气息调控，来达到调理脏腑以及畅达情志的作用，所以古代瑜伽师认为，气是连接身和心的纽带，牵一发而动全身。

比如说，传统导引术中的“六字诀”，就是通过六种与脏腑、五行相通应的吐纳法——嘘、呵、嘻、呼、呬、吹，来达到调节气机、内壮脏腑以及排除邪气的目的。

再如，瑜伽语音冥想中的“om”(噢姆)，也是这个原理，运用这种发声引气的方式，刺激内在的“气轮”，就相当于中国功法中的上、中、下丹田，即气机、能量聚集的地方。一旦激活了这些“能量库”，内气也就通达了，身体的某些功能也就会被强化了。由于它对松果体的调节功能，可以直接或间接地调节现代人的失眠、心慌、抑郁、冠心病、乳腺病、前列腺病等。

其实，无论是中国传统的养生功法，还是传统瑜伽的每一个修炼阶段都离不开调息、吐纳。

由此可见，任何人都可以练习瑜伽，只要你意识清醒，哪怕刚做完心脏搭桥术，只要麻药一过，你就可以练瑜伽，因为瑜伽不只是单纯的体式，而调气（调息）才是真正的瑜伽基础功底，无论是体式、放松术、收束法、契合法，包括冥想的修炼都离不开这个前提。

美国的一些医疗机构，二三十年前就把调息术、放松术作为调理“身心疾病”的辅助疗法运用到临床当中了，而且有大量的数据证实它的有效性。

要相信，瑜伽的每一项修炼方式都是有实际意义和使用价值的，它不是用来展示的美丽外形，更不是留作后人拿来故弄玄虚和卖弄的玄学。

Part 2

留言、解析、答疑篇

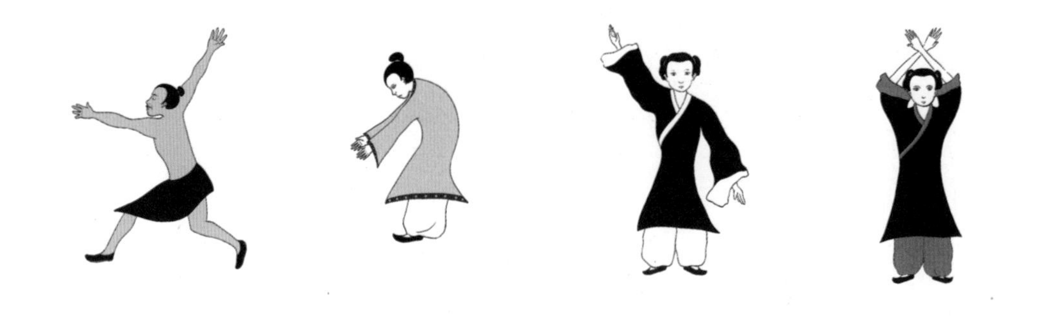

练瑜伽，有人为什么总爱打哈欠？

有些人每当练习瑜伽的时候，就总爱打哈欠，这到底是怎么回事呢？如果出现这样的情况又该怎么办呢？

原因基本如下：

1.练功时，没有掌握好呼吸方法，窝气了

过分关注呼吸，不自然，反而形成紧张，下意识的呼吸发紧，总是希望吸得太满，这在中国内家功夫中，称其为“努气”，对人体是有伤害的。

追求吸气太满的心理最要不得，这种心理只能使你产生一种不自觉的紧张感，反而使你的横膈膜上抬，肋骨、锁骨和喉头发紧，吸气费劲儿，气息进不去，不自然也不流畅，气浮于上，沉不下去，这样

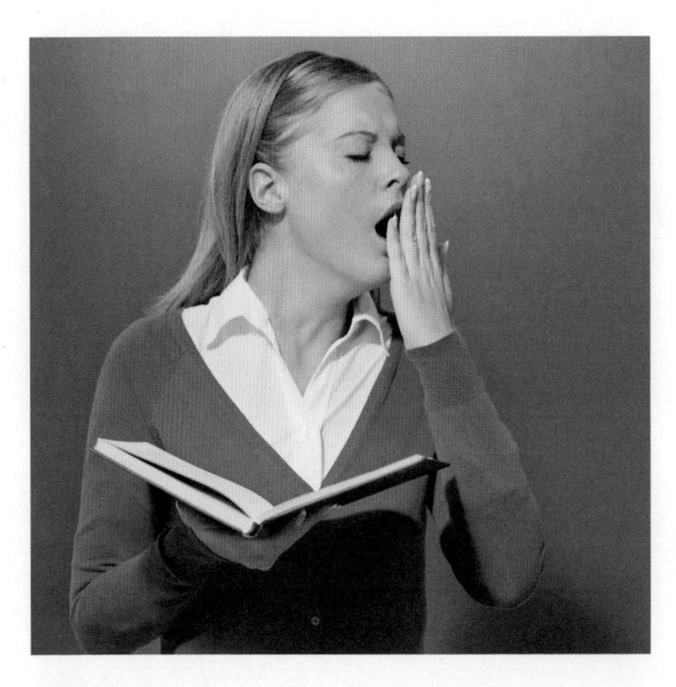

反而会形成缺氧，所以身体出于自保，不得不靠打哈欠来补氧。

这是属于人为因素造成的。

北京有位中年女性就经常出现这样的情况，一练习瑜伽就像抽了大烟似的，她很纳闷："我已经很注意呼吸啦？"哎，这问题就出在这里——过分用意识关注和控制自己的呼吸了。

2.肾气虚、肾不纳气

《素问・宣明五气篇》在讲到"五气所病"中提到"肾为欠，为嚏"。这样的人平常就爱打哈欠，而且常常有吸不上来气儿的感觉，吸气比较费劲，吸不深，越费劲就越吸不上气。这种人在练习瑜伽的时候也会经常打哈欠，而且和第一类人一样，这类人打哈欠一个接一个，还眼泪汪汪的。

3.脾气虚，肝气压制了脾的功能

脾气虚的人也爱打哈欠，但是这一类人在练习瑜伽时，打哈欠和前面提到的人不太一样，打哈欠的次数没有前两种人那么频繁，练瑜伽打个哈欠后会觉得很舒服，而且比较顺畅。这是因为平常肝气没有得到很好的升发，压制了脾气，形成了木克土，而当你练习瑜伽导引法的时候，肝经被打通，肝气得到了舒解，自然脾气就得以解放了。

如果是因为这个原因在练瑜伽的时候打哈欠，是一件好事。为什么？我们会在日常生活中发现这样一个现象，就是伸懒腰的同时往往会伴随打哈欠，有时候并没有打哈欠的意思，哎！一伸懒腰哈欠也跟着出来了。什么原因？有没有人伸懒腰的时候是软塌塌的？没有，都像是攒足了劲儿似的，这就是一股子强大的内力和内气。借着这股子内力和内气，再加上伸懒腰的这个动作，它舒展的是什么地方？两胁和两腋，这样就自然起到一个作用——梳理肝气，而脾就跟着沾光，也趁机松快一下。

出现打哈欠这种情况，练功时应该注意些什么呢？

其实很简单，切忌过度用力吸气，不要有意识地关注和控制气息量，尤其在练习体式的时候，最好的方式就是“以形引气”，不要去人为控制自己的呼吸。要知道气息量的大小、肾是否纳气，跟你的体质有关，它不受你的意识控制，它是自然而然增加的，功是要“炼”的，随着气息量的自然增加，也就意味着你的内在机能也在慢慢增强，这不是你费多大劲儿吸气所能解决的问题，费劲儿吸气不能解决身体机能的问题，反而会损害身体健康。

一切要随顺自然，在练功当中人为的因素越少越好，用心不用脑，“闲心而劳形”才是最佳状态。

那么，这些人遇到要打哈欠怎么办？

记住，放松身体，尽情地、深深地、痛快地打哈欠。

我常常看到有人练功时嘴巴不敢张开，想控制打哈欠，这样不好，要放开了“打”，伸展开了“打”，这样你会感到非常舒服，而且随着练功日久，身体状况得到改善后，这些问题会自然消失的。

练功为什么会出现手麻的现象？

用大脑的意识去指挥身体，就是“动”死了，动作幅度再大，难度再高，身体内部“运”的功能也不买你的账。

在练习“瑜伽导引法”的时候，有些练习者会出现手麻或者手臂发麻的现象，这并非偶然，原因一般有以下几种：

1.练习方法上的错误

很多人在练习一些支撑性的体式时，尤其是初学者由于身体的协调性尚未调整好，往往会使身体的重力过于偏向手臂，造成手臂血流受阻而引起发麻。

比如，预备功法和扭脊功的练习就容易出现这样的情况，过于将身体的重心移向撑地的手臂上，这时候手臂不发麻才怪了。

此类手麻的现象无须多解释，对于初学者来说，刚开始练习的时候身体往往容易较劲儿、紧张，这也比较正常，只要注意适当放松、重心平衡就可以了。

其实，我们在预备功法的引领当中已经有所提示，即“不要把重心全部移到手臂上，重心在臀部和两臂之间”。

因此，在这里要再次提醒大家，在线修炼的重点是“跟练”，而跟练的要诀则是“把你的注意力集中在老师的引领上”。

我们再三强调：瑜伽是心法，练习瑜伽要“用心不用脑”。原理很简单，当你注意力集中在老师的引领上的时候（当然，老师的引领水平和内涵是前提要素），你就等于直接完成了当下、自觉、心归一处、意守、身心合一，就直接进入了瑜伽的状态和氛围当中了，也就直接到达了“精神内守”的自然状态，在这样的状态下，又直接完成了

“以静制动”“闲心而劳形”的修炼过程。所以，这远比你是否抻筋掰腿、挑战和完成高难度的极限动作要重要千百倍。若非如此，瑜伽何以修身而养性呢？

另外，大多数人会把完成“动形”当作唯一的目标，以为功效都在动形上，是这样的吗？这个答案您可以自己去找，不妨问问自己或者久练体操、技巧、杂技及“外形瑜伽”的人们——是否达到了调理身体的功效？打通了哪条经络呢？何以身心合一？

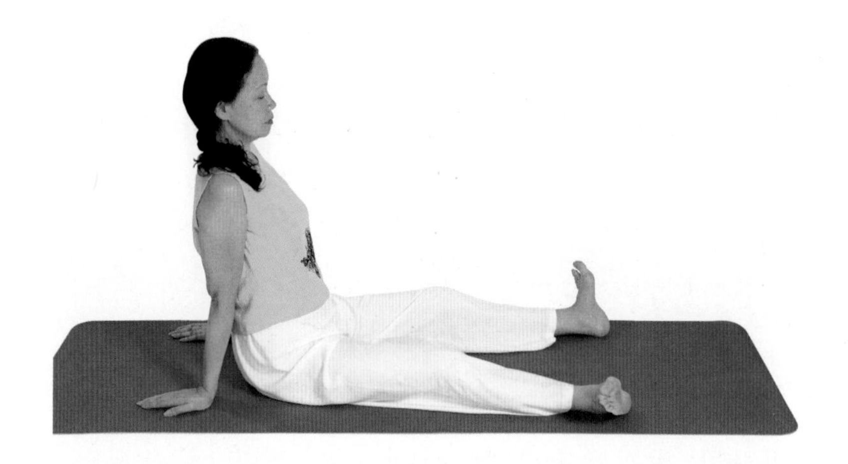

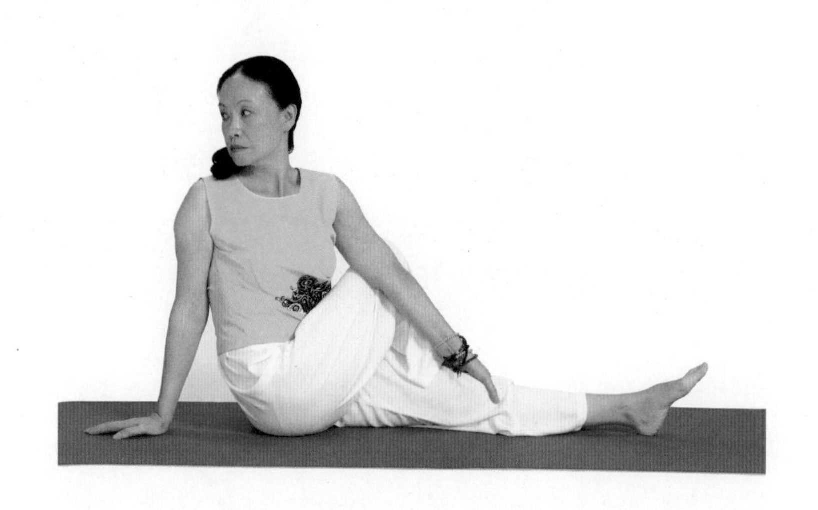

2.人为因素——心不在焉

练功不认真、心不在焉、精神懈怠、不用心、不入心神、没心没肺……总之，没有身心合一地好好练功。

【例】很多年前，我在西单图书大厦买过一本瑜伽书，书里夹了一张瑜伽体验课的赠券，于是我去体验了一场印度小伙子的课，在一个多小时的时间里，他一直心不在焉地向练习者发出各种指令，用我们谁也听不懂的印度话。练习时，他只示意一下每个体式的开头部分，而我们前来体验的人，都是在模仿着一个老会员的外形动作来完成所谓的瑜伽体式。

然而，更不可思议的事情是，他只要把我们“指挥”到动作极限，看不到他的时候（比如：单腿伸展式，全体趴下的时候；扭动式，身体转过去的时候；或者弯下腰的时候…… 而且他留给我们的保持“极限”的时间一般都在3分钟左右），他就会开始百无聊赖地向玻璃窗外张望、抠指甲、打哈欠。

这大概也是教练和瑜伽师的区别吧！

凡对练习瑜伽功法日久乏味的人，定是未在功法中体味出瑜伽内在的身心享受，所以同样不能称其为真正的瑜伽。

【例】在我多年的瑜伽教学当中，只发现过一例这类心不在焉的人——按现在的话说，这人有点“二”，傻乎乎的，但还比较可爱，属于“可乐型”的女孩儿。她在平常的生活当中，就属于注意力难以集中、时常容易走神的那种人。

有一次，当练习到“眼镜蛇式”这个功法，大家都在仰头向上的时候，我从镜子里发现，她在看着天花板的右上角，从她的表情上，流露出她似乎正沉浸在一场美梦当中，身体虽然在练着“眼镜蛇式”，但魂好像早已飞离了身体，不知道遨游至哪里了。

我对着她叫了两嗓子：“喂！喂！醒醒了，到站了……”引来了全场哄堂大笑。哎！她居然也跟着笑得非常灿烂。

她练习瑜伽除了这事儿以外，就是会时不常地打打哈欠，她这种打哈欠就属于心不在焉型的。

3. 气血不足

练功时出现的手臂发麻，除了练习方法的问题以外，还可以反映出你的身体状况和经络、气血的运行情况，还有“瑜伽导引法”的调节功能。

我们可以想象和回忆一下，我们的身体如果出现发麻的情况，一般都在哪些部位？往往是四肢或者面部、头皮的部位会出现发麻的现象。请问：有谁经常出现肚子发麻、胸部发麻，或者心肝脾肺肾发麻的情况呢？要是这样恐怕就要命了。

理由是再简单不过了，这是因为身体必须自保，血液首先要供给维持生命的重要器官和部位，否则就会出现生命危险，因为麻是缺血的表现。

比如，有些人在动了大气之后，委屈、憋闷之时，会突然出现肢体甚至面部肌肉、头皮发麻、发僵、发冷的情况，这是身体出现突发状况后的自救，因为身体突然产生急剧的消耗，气血逆乱，气脉出现暂时性闭锁，这在中医叫作“厥逆”。这个时候，身体的气血会自动向心脏、肾脏等重要器官集结，赶紧“保命”是第一要素。因此，远离心脏的部位就会出现短暂的缺血现象，这也属于正常的循环功能出现了暂时性的障碍。

但是，有一点大家要清楚，严重的时候，是先出现发凉、发僵、发木，甚至休克的现象，这叫“痹”，其实如果到了“麻”这个阶段的时候，已经是身体在慢慢缓解的阶段了，因为“气为血之帅”，气到血没到才会发麻，如果气和血都没到，就失去知觉了。

因此，发麻是“气到血没到”的一种反映。

由此说明一个道理，有些人在练功的时候出现手麻，一是反映出经脉阻塞，或者气血不足，而当你运用了“瑜伽导引法”中的内力之后，可以收束气血蓄势待发，然后，随着接下来的彻底放松之后，形成一股强大的冲击力，气血当然就会自动、自然地打通气脉啦。

这就叫以柔克刚、以静制动、运与动的结合，不也正是瑜伽——“自我”和“原始动因”的结合、连接、一致的体现吗?

所以，这也反映出一个道理——用大脑的意识去指挥身体，就是“动”死了，动作幅度再大，难度再高，身体内部“运”的功能也不买你的账。

所谓内功、东方修炼术，最潇洒的地方就在于以柔克刚、以静制动、官止神行，这也正是“导引”的内涵所在。比如，中国导引术中的推掌、立掌、撑掌、提踵、暗劲、力贯十指、如树植地、松空等，都是内在修炼的体现。

而我们在“瑜伽导引法”的整套功法修炼当中，都已经吸取了我们老祖宗的这些内功精华，同时也提炼了瑜伽的内功精华，比如“极限上放松”、悬息、收束等。

但是，提醒大家注意，当你在练功的时候不要刻意地去考虑这些问题，我们之所以强调整套功法的“跟练”，是因为在练功的时候，越自然、越放下、妄念越少，效果则越好，这样就可以使你很自然地达到《黄帝内经》所说的“闲心而劳形”和“气从以顺”的状态。至于那些专业问题和专业术语如何体现，那应该是专业培训和实践教学当中去研究、理解、消化的内容。

而作为一名真正的瑜伽师，则应该将这些内在原理植入你的功法练习和引领当中，让练习者只要用心跟练就可以了，功效是在用心跟练当中产生的。

同样，只要不是器质性病变引起的发麻，以及练习不当出现的发麻，瑜伽内功的调节都是只有好处，没有害处的。即使是由于压掌而出现的短暂性手臂发麻，其实也不必过于担心，当你结束这个动作并且放松之后，它很快就会气血回流，只要身心放松，不要人为地收紧肌肉、神经紧绷就可以了。

4.不同的感觉常常反映某些不同的身体状况

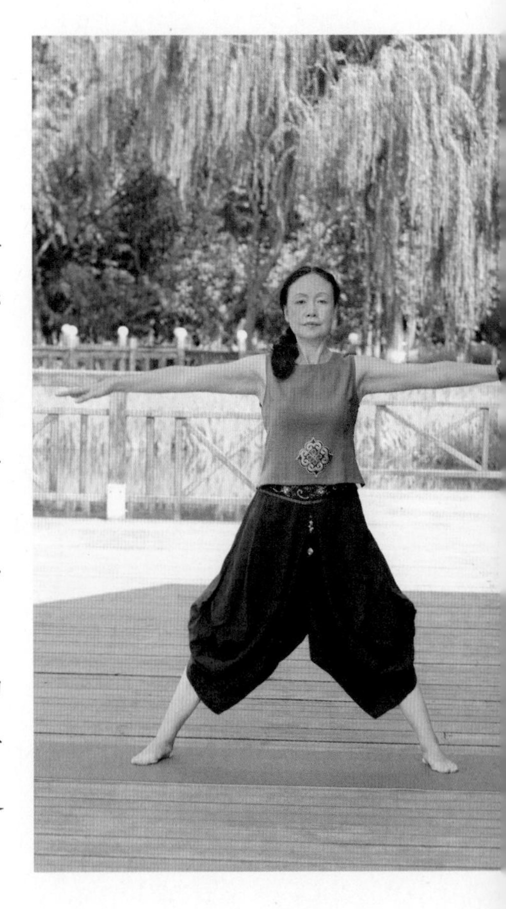

【例】几年前，在北京，一次“日常调理功法”修炼课结束之后，有一位50多岁的女士问我：“老师，我刚才练习的时候，怎么会手麻得厉害？”

旁边一位正在参加专业培训的朋友抢先回答：“是你太过用力压到了手臂，引起了缺血呗。”

我看了看这位女士的身形和面色，摆摆手说：“不是。”

我开始询问她是在练习哪个功法的时候出现了手麻，她手臂横向伸展了一下，说是做这个动作的时候，我一看是“三角伸展式”。

要知道，这只是一个伸展手臂，而不是扭曲和挤压手臂的体式，所以不存在因压、挤、扭曲而引起缺血的可能。

其实，这时候我已经猜出大概原因了，便追问了一句："告诉我，哪个手指麻得厉害？"她说："手指基本都麻，中指、小指麻得厉害。"

我立刻问她："你血黏度高吗？"

她很讶异地反问我："您怎么知道？"

我继续问她："几年啦？"

她说："七八年了。"

我说："你的血黏度还不是一般的高啊！"

她说："是的……"

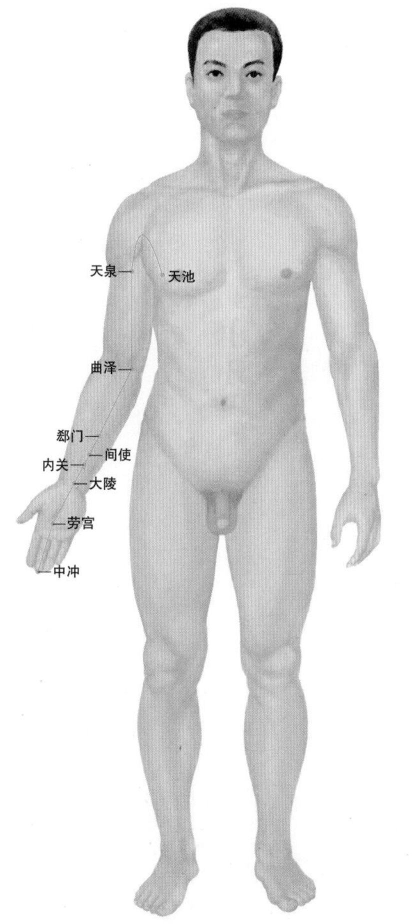

手厥阴心包经

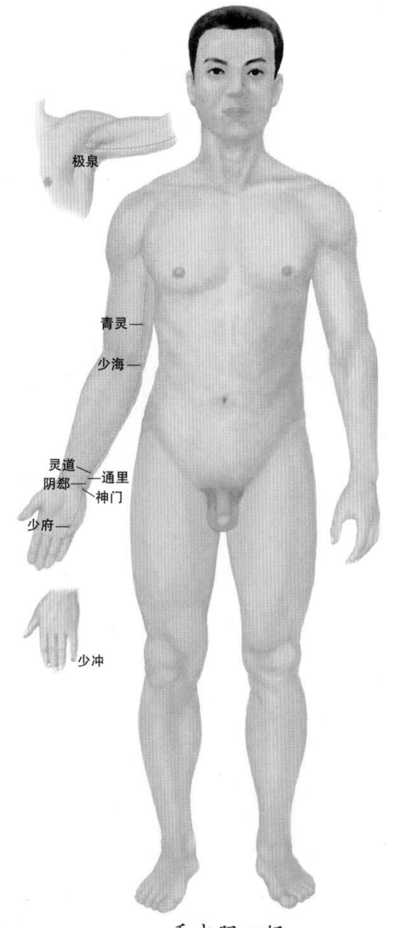

手少阴心经

为什么只从一个伸展手臂的动作当中，可以判断出她的血黏度高呢？看上去这不过只是一个“侧平举”的动作而已嘛。

如果仅仅是一个侧平举的动作，是不会引起手臂发麻的，这恰恰是因为练习“内功”才使她出现了手臂发麻的状况。

什么原理？

在中医看来，所谓血脂、血黏度高，就是身体里有较为严重的瘀血或痰湿，而我们在前一种类型当中说过，出现“麻”的情况，往往是“气到血没到”。试想一下，一般血液清稀、洁净、血管光滑的人，血液的流速自然也就顺溜得多，而一个血液黏稠度高、血脂高的人，血液的流动就很“费劲”了。这时候，如果“气”的压力比较大，再加上血管堵塞、狭窄，就形成了“气到血难到”的状况，所以麻感严重，有些人还会伴随着胀痛感。

为什么反而是练习了正确的瑜伽功法才出现了这样的反应呢？

如果像做操似的练习“三角伸展式”，一个侧平举的动作，不会有人感觉手臂麻胀，而我们在这个功法的练习当中，引进了易筋经的“撑掌”和“横担降魔”等多种内功方法，它可以在打开手三阴、手三阳6条经络的前提下，配合调息、收束气血，以聚集能量（气）的方式，形成强大的动力、气流（中医认为，气主动）；最后又通过“松空”的方法，彻底打开气血通道的“闸门”，形成强大的冲击力，以此来打通经络、宣导气血。因此，有人练习这类功法的时候，会在某条经络通道上有热流涌动的感觉，这在中医当中叫作“温通”。

每个人练功时出现的体感都不尽相同，而上面提到的这位女士，当她运用了这种内功、内力的方式练习之后，出现了小指、中指发麻比较严重的现象，这两个手指恰恰是心经、心包经循行的部位。再结合望诊，发现她不仅人发胖，而且面色发暗紫色，综合起来就不难推论出她的体内有“瘀血”，就形成了“气流”大而血流慢所造成的手麻。

她问我：“老师，那我该怎么办？”

我说："继续练习日常调理功法，因为它可以帮助你梳理经络，关键是正确的练功方法可以帮助你引气下行。"

因为像她这样的情况一定血压高，千万不能去捣鼓"外形瑜伽"，反而会使心脏负担加重，气血受阻，并且形成内耗、内虚，那就容易"摊上大事儿"。

再举一例：

在广州的一次讲座当中，还是通过这个功法"试"出了每个人不同的感觉。其中一位电视台的女士，三次重复练习这个功法，手臂都没有任何感觉，并非是她练习不到位。

我问她："你平常是不是怕冷，寒凉感比较重？"她点头说"是"。后来她跟旁边的一位朋友说："她看得真准哎！我经常四肢发冷。"

你想想看，这是在广州这个偏热的地区啊！可见她的寒凉还是比较严重的，这大概与广州到处大开冷气、大吃寒凉食物的习惯也有一定关系。

中医有句话叫"遇寒则凝"，寒气重了以后，同样也会影响气血的运行。而我们常说"血总是热的"，其实血离开了阳气是热不起来的，要靠阳气来温化、运行它。因此，缺少了阳气温通、温化的功能，血脉、津液就会凝滞不畅，身体就会出现退化、衰老、疾病。

可见，很多人成天担心自己衰老、退化，吃这补那的，起不了多大的作用，要养阳气、温通经络才是关键，万物生长靠太阳，失去了"太阳"（阳气），万物不生，还想不衰老？

由此，还应该明白一个道理，我们练习瑜伽的目的首先应该是为了健康，即使是追求时尚的人们，一旦远离了健康，也就从根本上远离了时尚。

所以，瑜伽只有通过内在的修炼方式（而非外形的训练），才能真正获得你想要的结果。

月经期不能练习瑜伽吗?

从小就开始训练芭蕾舞的女孩子们，乳房的发育往往都不太好，为什么？就是因为严重地伤害了冲脉和肾经。

很多练习瑜伽的女性朋友，询问：“月经期能不能练习瑜伽？”还有很多练习者，往往受到一些瑜伽教练的警示，认为不能在月经期练习瑜伽。

这个问题必须有一个前提，如果是抻筋掰腿、形体训练、柔体训练式的“外形瑜伽”，就必须停止练习。而如果是正确的瑜伽内功和导引术，就完全不是一回事了，它们之间具有本质上的区别。

瑜伽内功可起到导引气血、通调经脉的作用。首先，月经期的一个调养重点，就是调养气血，引气下行，上下交通经气。因为，女性月经期和月经前期，大多是气浮于上，有些人还会出现头昏脑涨、烦躁，或者郁闷、偏头痛、痛经、下肢怕冷、头面上火、乳房胀痛、口渴、饥饿感等，这在中医当中叫作“肝阳上亢”或“肝气郁结”，最好的办法当然是内通、内调。

从《素问·上古天真论》中就可以看出，月经对于女人一生的影响至关重要，对于女性及月经影响最大的是什么？是任冲脉，任冲脉的盛衰、通畅对女性一生的保养至关重要。大家不妨观察一下，从小就开始训练芭蕾舞的女孩子们，乳房的发育往往都不太好，为什么？就是因为严重地伤害了冲脉和肾经；同时也是身体的一种自保，身体为了顺应芭蕾舞的特性，自动“关闭”了某些机能，因为乳房发达定会影响芭蕾舞演员轻盈的弹跳、旋转和大幅度的舞动身躯。其实体操和杂技训练也是如此。

所以，如果是形体训练式的“瑜伽”也一样，非但不能起到打通气脉及内调、内养的作用，而且还会带来眼睛所看不到的伤害。

其实这个道理并不复杂，当你在跟自己的外形（肌肉、韧带）较劲儿的时候，大脑（意识）和身体之间必将产生对立，大脑指挥身体战胜自我，但身体的“原始动因”必会产生自保，这是一种本能的生理反应，不受意识所控制，也可以说这正是人体的一种潜能。那么，此时此刻就形成了意识与潜意识之间的对抗，肌肉、神经、大脑及整个身心都处在一种紧张的状态当中，体内乳酸开始聚集，内在疲劳开始产生，气血开始加大耗损，这样所导致的直接结果就是闭锁通道、瘀滞气脉。

这样的所谓“瑜伽”，比体操训练对人体内在的伤害更大。所以，月经期当然就更不能练习了。

而正规的瑜伽内功、导引术，却恰恰相反，它是在引导身体调节这种偏差。

很多年以来，我们经常让一些不同年龄段（十几岁至四五十岁）的女性朋友，有意识利用月经期（只要经量不是很大）选择整套功法进行练习，平常则根据体质情况合理调配相应功法，比如“日常调理功法”配伍“肝‘筋’调理功法”，或者“开胸顺气功”等，结果改善了很多女性的痛经、月经不规则，甚至闭经，还有因体内瘀血造成的皮肤色斑、暗黄，以及偏头痛、失眠、乳房胀痛、烦躁、郁闷等，而且她们普遍会在此期间排出一些深紫色甚至黑色的瘀血块。

总之，它可以起到身心双调的作用，而且效果甚佳。

因为，整套功法除了强调阴阳、五行的配伍及经络走向、动静搭配的相互调节以外，还有一个重点，就是当你在跟练的过程中，只需“用心”，无需“用脑”（这里指的是大脑的指挥意识、杂念、妄念），直接跟随正确的引导，进入《黄帝内经》所说的“闲心而劳形”的状态，这也正是最佳的调节、调养状态和瑜伽状态（即“自我”与“原始动因”的结合、一致），自然也就是身心合一、平衡阴阳、修身养性的状态了。

而这些都是经期妇女们难得的调节状态，而且对于人体“内环境”的调节，是其他任何的治疗手段和体育锻炼都难以达到的。

不能如此理解“气血上行”

乌王坐式是典型的心肾相交、水火相济的好功法，如果你练成内功的话，它称得上是一幅非常完美的、动态的“太极和合图”。

Caroline:

如老师所说，瑜伽功法讲究配伍，顺应人体气机规律，才能发挥出功法的最大效果，不是随便把几个瑜伽动作组合起来就可以达到健身目的的。

比如在开胸顺气功法组合当中，做乌王坐式和肩颈功时气血上行，冲击肩背处的穴位，紧接着做树功再把气血引下来，避免了气血停留在上边给头部带来的不适，引气归元，符合人体运行规律。

个人一点浅见，不知说得对不对，还请老师指点。感谢老师能将真正的瑜伽导引术毫无保留地传授给我们，能遇到老师是我们的福气，惜福！老师功德无量！

文道回复：

非常感谢大家的厚爱，溢美之词实不敢当，但求通过“瑜伽导引法”的习练能够给诸位带去些许益处，如果让大家在瑜伽修炼中能够尽量少走弯路，这也算是我和诸位同仁们的本心了，也不枉大家对于文道瑜伽的信任和关注。

您所说的没错，瑜伽功法之所以要讲究配伍和套路，目的正是为了顺应人体气机运行的规律。因此，我们近期推出的视频讲座，第一个系列正是谈到了这个话题——瑜伽调气治百病。

如果随意地把一些体式、动作、姿势拼凑起来练习，不了解人体气机的规律，非但不能起到导引气血的作用，反而会形成气血的闭锁，甚至气血逆乱，造成不必要的伤害。

在这一点上，咱们中国的导引术值得借鉴，没有一套基础功是不讲套路的，而且必须强调内在的修炼（内功），所谓“练武不练功，到老一场空”嘛。

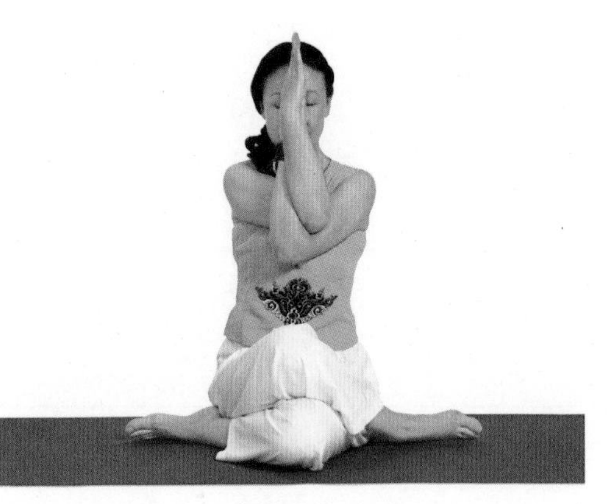
鸟王坐式

另外，关于“引气下行”和“引气归元”的概念，跟您理解的功法之间并无多大关联，“气血上行”更不是您所理解的“气血停留在上面给头部带来不适”，不能把“气血上行”理解成“肝阳上亢”“上实下虚”，不能这样理解中医心法。

人之所以会随着年龄的增长生出许多的慢性病，比如高血压、冠心病、偏头痛、老年痴呆、关节炎、脊椎疾病、静脉曲张、脏器下垂等，这些退行性疾病，其实都是身体老化，或者提前衰老的表现。而中医认为，人之所以少壮（年轻、健康、壮实），是因为他身体自身可以很轻松地完成“升清降浊”的气机运行规律（这也是瑜伽所说的

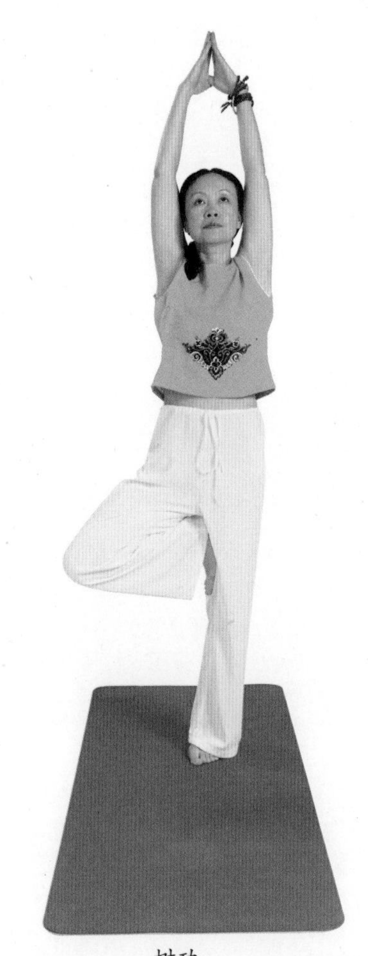
树功

“原始动因”），这就证明他身体内部的自调机能稳定。

相反，一旦颠倒过来了，变成了浊气上升，而清气、中气下陷了，那就麻烦了，生病、衰老就成了必然，身体的功能就不能发挥正常的作用了，中医把这种气机颠倒的、衰老的、退化的身体形态，称之为“上实下虚”，比如高血压的人、眩晕症的人，是不是头昏脑涨、头重脚轻的？因此中医比喻的非常形象，这就是清气不升、浊气不降的缘故。

所以，千万记住，不是“鸟王坐式”和“肩颈功”会引气上行的概念。你把它简单化、外形化了。恰恰相反，鸟王坐式是典型的心肾相交、水火相济的好功法，如果你按照我们的引导跟练，形成内功的话，它称得上是一幅非常完美的、动态的“太极和合图”。树功也更加不是你理解的那样，变成了避免前面功法带来的不适。学习中医心法和传统功法不可以想当然，需要具备一些专业知识以及中医基础知识，然而前提是需要悟性。

有关这方面的知识与瑜伽的关系，您还可以留意其他的视频讲座，其中有一个系列内容：高血压、冠心病患者不可忽视心血管以外的调养，其中就重点谈到了“上实下虚”的问题，而且还有一些相应的瑜伽调理方法。

江苏卫视《万家灯火》栏目文道老师
“中医瑜伽保健康”讲座宣传片

“自觉”与“浑然不觉”

在我的微博上有一位博友问道：“瑜伽为什么要强调保持觉知？如果没有时刻觉知，身体内的气血和能量的流动不也是照常进行着么？那么保持时刻觉知与浑然不觉到底会有什么不一样之处呢？请教老师。”

文道解析：

“瑜伽”（yoga）一词的本义就是“自我”和“原始动因”的结合、一致。

如果不跟“瑜伽”挂钩，不与“身心合一”挂钩，是否“浑然不觉”那就是每个人自己的事了。

你说的“觉知”，瑜伽不这么说，瑜伽叫“自觉”，它跟气血、能量以及身心健康有何关系呢？《黄帝内经》讲得很清楚：“恬淡虚无，真气从之。精神内守，病安从来。”自觉、意守、摄感，是达到“内守”最简单可行的方式，也是“瑜伽”（yoga）练习的真正目的。用佛教的话来讲叫“当下”，道家叫“身心合一”。

往大了讲，它本是东方文化和东方修炼术的宗旨；就身心来讲，其实没有绝对的“浑然不觉”（大概昏迷勉强算一种），只不过是心神外散的一种表现，心神“跑”得连自己都找不着自己了，并不是没有觉知，而是“觉”的不是地方，往外“觉”了，往外“觉”就会耗气，就会身心分离，或者意识与潜意识打架，就谈不上“真气从之”了，这“精”和“神”就都守不住了。

身和心是一个整体，是不能分的。比如，肝血不足的时候，可能会出现烦躁，甚至狂躁；肝气不疏的时候，就会感到抑郁，这都是因为“肝不藏魂”；心脏不好的人，往往容易在夜里发病，或者失眠、心慌，这叫“心不藏神”。如果出现绝对意义上的“浑然不觉”，就成了“阴阳离绝”了。

在生活中到处都有这样的例子，比如：你吃饭的时候，如果“不知不觉”，就一定心不在焉，而心不在焉就叫走神，走神了，气血就会被你调到大脑而消耗在思维上，脾胃用于消化食物的气血就会不足，当然就会影响你的消化吸收功能啦。相反，如果你把“觉知”放在当下吃饭、咀嚼上，气血就不会被无谓地耗散，反倒可以促进唾液和消化酶的分泌，这就是身心合一的好处，它无处不在。

如果再通过一些实修的方法，使得我们心归一处，就能更好地真气从之、气脉畅通了。这样的例子非常多，比如在练习“瑜伽导引法”的时候，身体有明显的温热感，反而在练功静下来的时候，感到劳宫穴、百会穴、涌泉发热，或者在用内力的时候，感到整条三焦经非常酸胀等，这就是“真气从之”后所产生的冲击所带来的真实体验，你不可能没有“觉知”。

当然，觉知、自觉、意守、摄感、内守、当下、身心合一（说法不同，意思一样），往高了讲，它还是“静生定，定生慧”修炼的起始阶段，因为练功到一定层次，它可以使人体与大自然间的律动产生同频共振，这就叫“天人合一”。

另外，用“时刻觉知”这个词是不现实的，凡人不可能做到“时刻”，所以才要练，通过练功来锻炼“自觉”和“内守”的功夫，既练身，又练心神，身心同修，这才叫修身养性。

因此，瑜伽和东方文化都是心法，并非外形展示，得靠悟性。

“道”通了，“术”才能用得顺当。

生命不单纯是治理，更需要养护

lan（留言）：

我是女士，44岁了。

老师说得没错（指气虚、脾虚），我是一个1998年患恶性淋巴瘤的幸存者，脾已切除，月经在2000年化疗过程中停了，现在是卵巢萎缩，跟绝经期一样。现在病退在家做家庭主妇，相夫教子。

每天跟练（瑜伽导引法）快一个月了，常常身体有惊喜给我，最明显的是不太畏寒了，往年帽子早戴头上了，衣服穿一大堆。

我知道，练瑜伽老师的主旨是“极限上放松”，以“运”为首。不过现在还不怎么能做好，脑子里太关注这些，有时反而放松不了。

总之，相信会有奇迹的。

谢谢老师。

文道回复：

对待生命不单纯是治理，更加需要养护，生生乃是大德。

你现在能感觉到畏寒有所改善，证明你练功得法了，我们练习瑜伽的目的不就是为了身心健康吗？改善了畏寒的情况，就意味着阳气开始被激发、升腾了，万物生长靠太阳，人体也一样，阳气衰竭，就会万物不生，肿瘤、萎缩、绝经、内分泌失调、代谢障碍等，都属于一种“不生长”的状态，继而就会出现衰败状态。

传统瑜伽和导引术一样，修炼的过程非常重要，身心状况通过自然调节得以改善，这就是瑜伽一词的本义——“自我”与“原始动因”的结合、一致。

瑜伽“炼心”，比抻筋掰腿重要千百倍，所以一定要坚持。

练功就应如此——至简和真实

Caroline:

老师，我做日常调理功法确实感受到它的散郁功能。有时遇到不顺心的事，做这套功时就会有打嗝、排气的现象，做完之后感觉身体舒畅，心里也舒服、轻松多了。只是自己定力不够，做功时总不能专注，总是精神涣散，爱走神，我想要不然的话身体能更通透些。

文道回复：

通过你的简单描述可以看出，你练功已经开始上路子了，因为这身体里的浊气、邪气、郁结，也是要靠真气、阳气去推动的，这是身体的自调机能通过练功而被激活，在发挥它本身应有的功能，这也正是《黄帝内经》讲的“真气从之”后的生理反应啊！

至于说到走神，如果你能够意识到自己走神了，其实也就意味着你已经回到了“当下”，不必再去思考或纠结自己是不是不专注啦、定力不够啦、怎么又走神啦，如此反倒是更加走神，妄念跑得更远了、叠加了，反倒是“念上加念”。佛教有句话叫作“不怕念起，就怕不觉”，你只要“自觉”了就行。

其实练功本身并不复杂，而常常是人的思想太复杂。比如，当你练习“竖腿功”时，一步步地用内力慢慢地挺膝盖、顶脚跟、压脚尖或者绷脚背、收大腿肌肉的时候，你此时此刻的专注力自然而然就落在“当下”了，这自然就“身心合一”了，自然就“内守”了。

再比如，你在练习“腿旋转式”时，会按照正确的方法和要求，一会儿把注意力集中到两髀的转动上，一会儿又转到腰骶部有节律的按摩上，是不是？无论是哪个功法都一样，这就已经等于初级阶段的“内守”了。

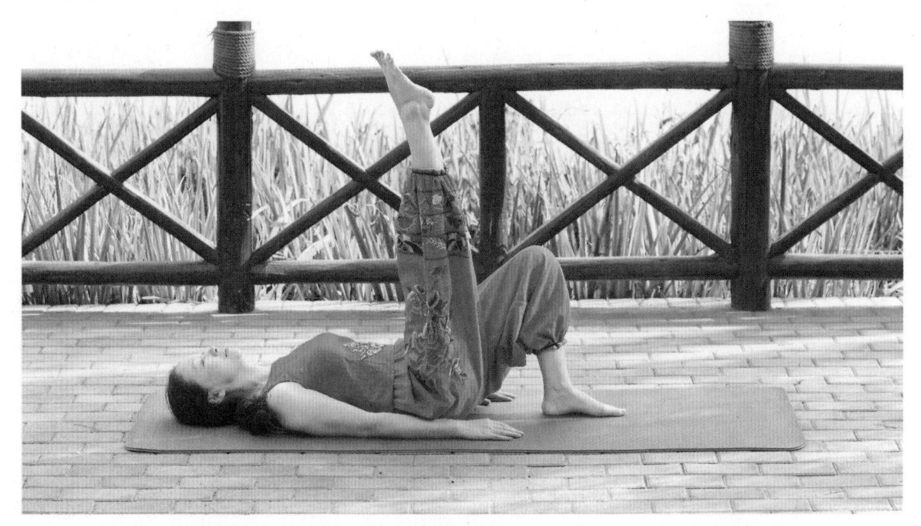

竖腿功

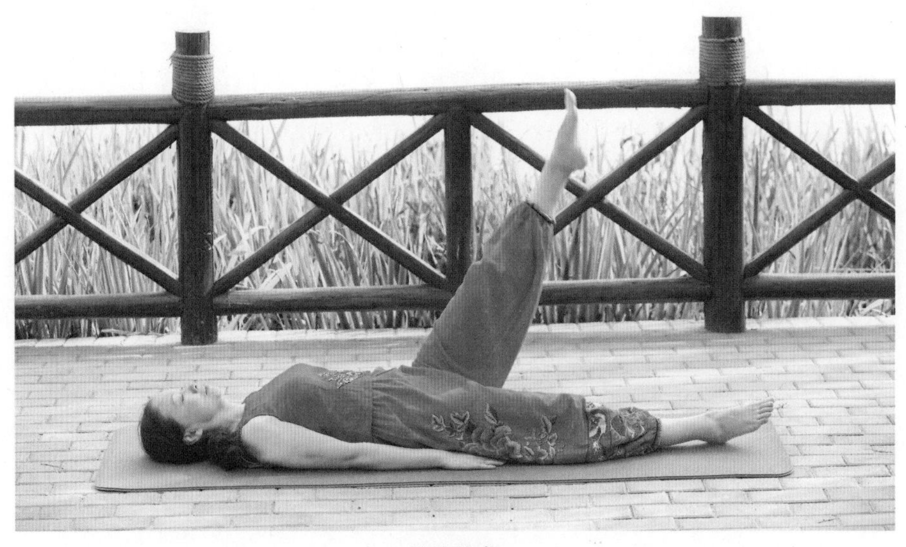

腿旋转式

所以，你根本不用想着我的膀胱经开了还是没开的问题？气血有没有被引进命门、丹田啦？这八髎穴有没有打开呀？……

但是，你练习这些功法的时候，大腿根会有酸痛感，有人胯骨轴还会发出“咯吱、咯吱”的响声，还有人刚开始练习会感到腹部发僵、发酸、发胀，还有人感到腰酸。你想想看，这会儿你的专注力还能被分散吗?

此时，心里的波澜、烦杂、狂乱、郁闷，都会被你这一招一式慢慢地“占据”了心灵的位置，妄念就会被取而代之，你的心就渐渐变得纯净起来了，这就是《易筋经》所说的“心澄貌亦恭”及《黄帝内经》所说的“精神内守”。虽然，起初“内守”“心澄”的时间很短，功夫还不够深，但已经上路子了。接下来，不用着急，继续日复一日地练习。

到了下一个阶段，就可以享受瑜伽了，体会“以静制动”和“闲心劳形”的内在感受了，这时候你会发现修炼整套功法的一个多小时，时间仿佛变得很短、很短，很“自在”。

这练功最重要的就是过程，人的身心会随着练功的过程慢慢地、潜移默化地发生改变，这就叫内调、内养。

练功须由身体做主

douyogo：

老师好，今天练功之后全身非常的轻松，看是简单的体式，但有着不一样的感受。对那个扭脊功深有体会，两年以来在瑜伽馆的练习中从没有过的感受，太好了，从腰骶开始向后，做完后感觉特别好，还有那个三角式，手臂平伸，吸气向两侧延伸，呼气时，尤其是肩膀、大臂向下沉的时候，那个酸麻胀特别明显，非常好，从未有过的感受，真好。

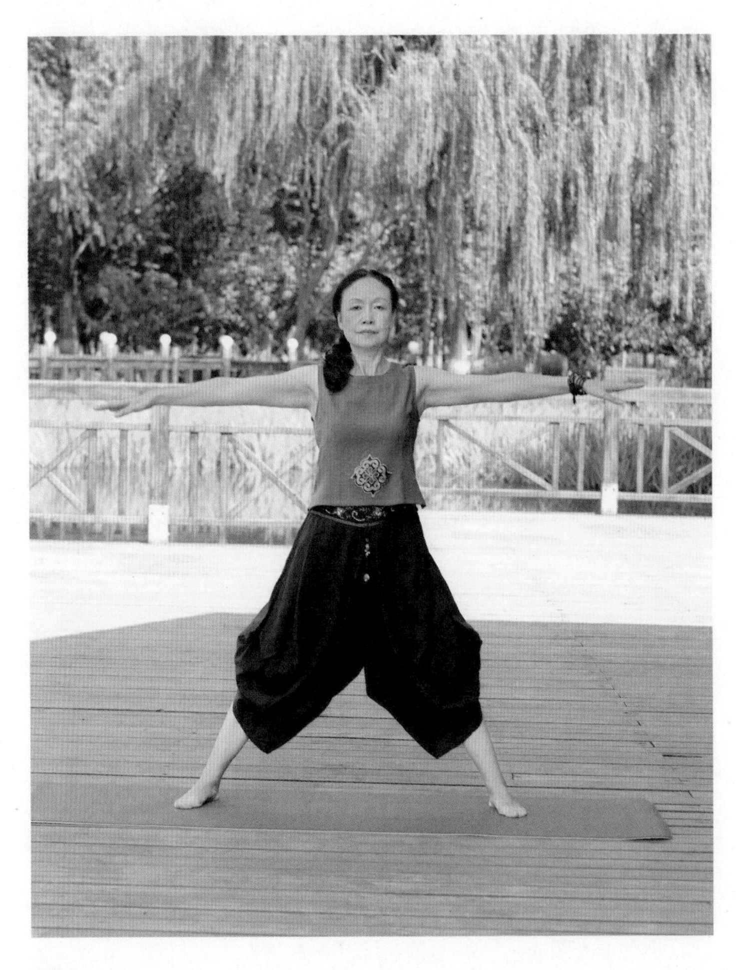

那个蝴蝶式（束角功），身体前倾时臀部是不是不能离开地面啊，再做的时候，我的脚腕子很是酸疼，大腿内侧没有感受，请问老师这是什么原因呢？

谢谢，练完了，很有感触，就急忙感慨一下，随后整理好笔记和您交流。

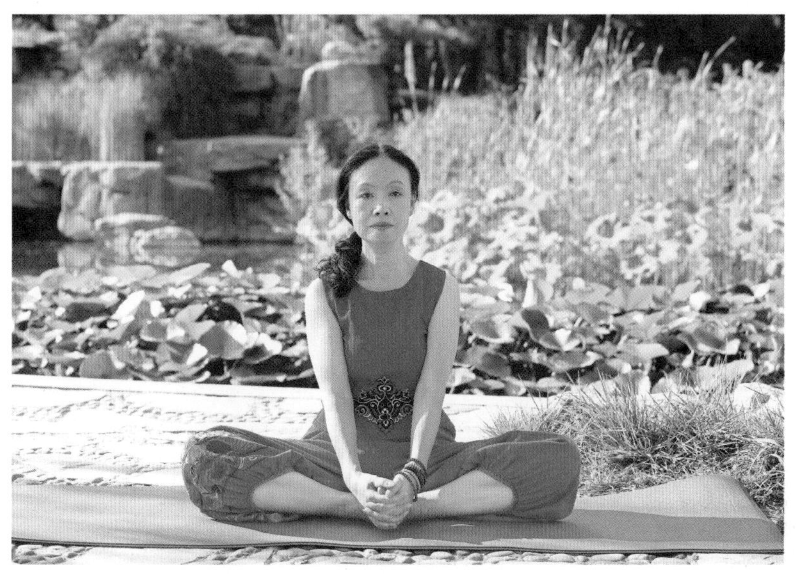

束角功

文道回复：

您好！有这样的练习感受非常好，是不是体味到了瑜伽内功与您练了两年多的“外形瑜伽”完全不同？只有这样练习才有疏通经络、宣导气血、引治疾病、修身养性的可能。

你说的蝴蝶式（束角功）也罢，其他体式也罢，记住一点，到了你所能承受的那个点上稍作停留和放松就是最佳状态。

记住：“到位”不是由大脑说了算，而是由身体做主，大脑要随顺身体、真实感受身体的状态和变化，这样才能调动人体潜藏的能量。

习练瑜伽的空腹之妙

你要么选择瑜伽，要么选择零食不断，否则这两者之间“犯冲”。

很多瑜伽习练者想知道，练习瑜伽为什么要求空腹？

是的，这是一条硬性规定——除了极少数单一功法之外，练习瑜伽功法（尤其是整套瑜伽）必须空腹或餐后3小时以上，才可以练习；而某些特定的洁净术、调息术、收束法、契合法，甚至必须完全空腹，而且要求早晨排便以后练习。

为什么要这样？有什么好处呢？

除了为了防止气血产生逆乱之外，它的好处是可以让你的“膛子”歇一歇，让它也能有一点空闲，暂时关闭一些能耗，让一部分系统进入“休眠”状态，而此时正好可以借助正确的瑜伽内在功法，给自身的调节系统做一点修复工作，帮助身体调动潜能、积聚气血，让身体在没有额外负担的情况下，轻快地启动身心的修复机能，以达到导引术中的六大功用——平衡阴阳、调和气血、疏通经络、培育真气、扶正祛邪、强筋健骨。

这些都需要在练习瑜伽时，空腹但又不感到饥饿的状态下，通过“运”“养”之功来完成。

你想啊，如果你的身体还在忙着消食而不停地运转，无论是脾胃，还是肝脏、心脏，本来就在繁忙的工作当中消耗着气血，尤其是肉类食品、动物蛋白，再加上零食等，平常不练功都会加重肝胆、脾胃的负担，再练功，便会形成二者之间抢夺气血的局面，当然不利于练功，也不利于健康。

我曾经说过，只有一种人不适合练习瑜伽，就是离不开零食的人。在我的教学当中就有过几个这样的练习者，练习瑜伽之前，一手羊肉串，一手饮料，左一口、右一口，边走边吃，然后在垃圾桶前面大嚼大咽，随后便进屋开始练习瑜伽；还有的朋友，抓起零食、嘴里嚼着零食，然后拉开瑜伽垫子准备练习瑜伽……

我不得不告诉他们：你要么选择瑜伽，要么选择零食不断，否则这两者之间“犯冲”。因为，他们几乎没有1小时能让消化系统歇一歇的时间，更不要说空腹3小时以上了。

不过，在练功前后可以喝点水，但不可以喝牛奶、饮料等。

牛奶也属于动物蛋白，它会使你的肝脏“忙碌”起来，有碍于练功时身体气机的调动和生发，不利于能量的修复。再说，牛奶虽是流质，但它是大分子，有很多人以为它有助于养胃，其实在中医看来，牛奶属阴寒之品，且黏着、滋腻，对于脾胃虚寒、体内有痰湿的人、脾胃运化功能弱的人，反而会“困脾”，非但不养胃，反而伤其脾胃，使你的脾胃功能下降，包括过敏性体质的人，即使平时都不是什么很好的选择，何况练功前后呢？

练功前后喝一点温水，配合练功，有助于身体的运化和洁净。但不可以喝凉水，练功前后喝凉水会很伤身，会影响气血的运行和温养。

何为“极限上放松”？

谁不知道拿起筷子是为了夹菜？多数外国人夹不起来，不是因为他不明白道理，是因为他还需要练习，理论说得再好，还得联系实际。

某网友问：

文道老师，关于“在极限上放松”我一直不太懂。比如，我在做“双腿背部伸展式”时，可以把头低到贴在腿上…… 但是只能很浅地一呼一吸，不能做腹式呼吸；如果头不这样低，则可以做深一点的呼吸，那么我哪个是极限呢？当头贴在腿上也可以比较轻松啊，这是不是在极限上放松呢？

文道解答：

我想这大概是一个很有代表性的问题，值得专门聊一聊。

首先，我们得明白，练习瑜伽体式，为什么要强调“在极限上放松”？它有什么意义？

老实说，这又是传统功法的一大练功秘诀，按照易筋经的说法，这是积气、循经、循穴的必要条件。说穿了，没有这一条，你练的就是抻筋掰腿的外形，不可能“打通经络，导引气血”，更不可能“平衡阴阳，修身养性”。也就是说，“极限上放松”是瑜伽“内功”和内调的必要条件之一，也是它的独到之处。

其次，所谓“大道至简”，“在极限上放松”也一样，它很神奇但并不神乎，这又体现了“瑜伽”一词的本意——“自我”和“原始动因”的结合、一致。

什么意思？

通俗一点解释，就是顺应自然规律，随顺身体的特性，学会放手让身体自己来“做主”，而不是任凭自己大脑有意识的想象与主观臆断。比如，会游泳的人都懂得随顺水性，不能跟水较劲儿，越较劲越往下沉，而不会游泳的人就用“狗刨”，既累又慢，效果还不好。你看，它不以你的意志为转移吧？要学会使巧劲儿，甚至不用力，水反倒会托起你，这叫“用意不用力”。

道理本不复杂，但需要悟性。还要明白，这功是要“炼”的，不是听懂了就能到位的，谁不知道拿起筷子是为了夹菜？多数外国人夹不起来，不是因为他不明白道理，是因为他还需要练习，理论说得再好，还得联系实际。

就两条：多练、体悟。

单纯地“放松”和“极限上放松”之间是有区别的，单纯放松很好理解，比如松弛、松懈。而“极限上放松”，在中国传统功法当中叫“松而不懈”。就用你举例的“双腿背部伸展式”来说吧，你虽然把头“低到贴在腿上”了，只证明你的动形到极限了，但是，你“贴在腿上”不是目的，此时还有调息、放松、意守、内力之间相互调配的问题，所以我们称它为调节，你是要在极限上进行身心之间的微调、内调的，是在一动一静间不断调整的过程。其实，“极限上放松”用在“双腿背部伸展式”上，就是别忘了在“背部伸展”的前提下，身体的关节、肌肉尤其是神经、精神要放松和内守，还要加上“得寸进寸”，否则就叫松懈了，而非“松而不懈”。

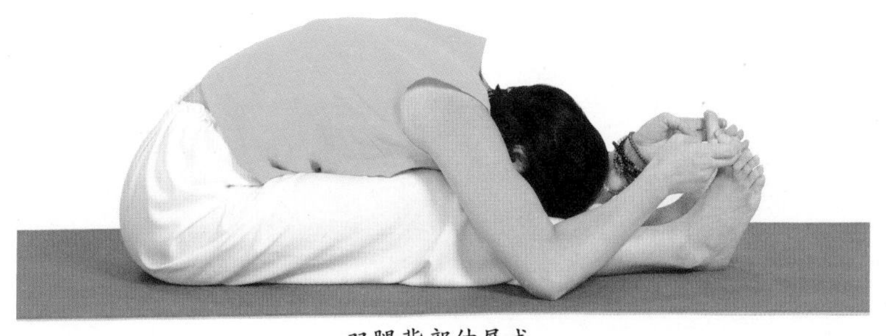

双腿背部伸展式

贴心提示

这是背部的脊椎伸展，不是压腿。如果是压腿的话，你想想，舞蹈、杂技、体操、技巧的表演者们全都“压”到极限了，都能很轻松地趴在腿上“休息”，您说瑜伽对他们还有什么价值？相反，如果是脊椎的伸展就不一样了，这在我国古代修炼法中叫作“拔骨”，相当于“正骨术”“整脊术”“牵引术”的功用啊！如果再加上后背的经络、穴位的话，那名堂就更多了。因此，我们称瑜伽是天然的“整脊术”。

关于你说的呼吸问题，希望解惑的朋友更多。首先，这里面存在一个很大的误区，很多人总认为腹式呼吸就是使劲儿鼓肚子，把自然呼吸和腹式呼吸对立起来，这和练习“外形瑜伽”犯的是一个类型的毛病——身心不合一。其实恰恰相反，自然呼吸才是腹式呼吸，只不过不是使劲、用力鼓肚子而已。在传统的内家功夫当中，最忌讳这样的练功方式，它把这种习惯毛病称为“努气”，这是特别有害身心健康的。

“纸上谈兵”我也只能启发到这个程度了，它毕竟不是个有形之物，没法拿出来给大家看看，它不仅需要落实到整体而专业的学习、修炼当中，而且需要悟性，毕竟瑜伽是心法指导下的身法。

瑜伽导引法何以改善她多年的困扰？

多数的医疗手段很难解决正气不足和某些精神层面的问题。也就是说，它很难解决人体的调节机能和消除紧张、压力的功能下降的问题，更不能靠药物来培养正气、增强抵抗力。

"林花谢了春红"：

我练了3个月，感觉收获真是太大了！

首先，在身体健康方面的改善卓有成效。我自小就便秘，不是干燥，而是可以一连七八天无便意。而最后排便时，感觉无力，只能排出一点。我从1994年就开始每天服用"肠清茶"，一停下，立马又便秘。而修炼瑜伽导引法一段时间后，基本每天排便，且速度也较快，感觉体内有一股气把垃圾物排了出来。

"林花谢了春红"：

我这两年患上了神经衰弱，每晚很难入睡。有时一晚只能睡二三个小时，甚至整晚无眠。现在能较快入睡，有时只需5分钟。

我颈椎有病，针灸、按摩效果缓慢，按照文道老师给我制订的一年修炼计划来练习后，颈椎病明显改善。

另外，在身体内在感受上，也有很多惊喜。

"林花谢了春红"：

在练习体式时，最初只能感觉到身体拉伸、扭动的地方酸、胀、痛，而且思绪很容易乱飘。现在感觉身体一些部位很热、麻，放松身体时，明显感觉气流在脊椎、腿部、腹部向下涌动，昨天甚至感觉从上一直到了脚跟。

而且思绪也开始减少飘浮了，我甚至不用去思考动作，很自然地就跟着老师的引领往下走了。

在练习放松术时，当全身放松完以后，感觉很充盈，内心很满足……

还忘了一点，我以前一年四季手脚都冰凉，晚上上床要很久才能感到暖和。而今年冬天，我手脚经常都感觉发热，身体也感觉温热。

文道解析：

在这个实例当中，这位会员提出了比较常见但又缠绵难解的一些身体上的困扰，很有代表性的神经衰弱、失眠、颈椎病、便秘、手足不温等。

为什么有计划地修炼“瑜伽导引法”，能使这些长期困扰她的问题得到很好的调节呢？

首先，你会发现她身体上反映出来的这些问题，往往都不是通过吃药、打针、按摩等医疗手段所能解决的问题，因为大多数的医疗手段很难解决正气不足和某些精神层面的问题。也就是说，它很难解决人体的调节机能和消除紧张、压力的功能下降的问题，更不能靠药物来培养正气、增强抵抗力。我们都说“发展体育运动，增强人民体质”，没有说“发展药物，增强体质”的道理。况且她的这些问题并不属于器质性病变，而是身体因正气不足而导致的功能退化，当务之急当然是要提升正气啦！

比如，她的这种七八天无便意以及怕冷的问题，明显属于气虚、阳虚和功能退化，如果再用“肠清茶”等泻法，岂不是雪上加霜？

她所说的“气流”，其实是指练功过程中身体的热感、热流，因为气主动、起温煦的作用，而导引术本来就有“宣导气血、培养真气”的功用，因此通过“瑜伽导引法”的内在调养，可以达到温通经脉的作用。

那么，当身体气血充盈的情况下，脏腑自然就会逐渐恢复其自身的功能，发挥它应有的作用了。

要先让“正气存内”，才能“邪不可干”。

而有关颈椎病的话题，我们已经谈了不少，其原理和方法在这里就不再赘述了。

至于神经衰弱、失眠的原因很多，比如长期精神紧张、压力，还有气虚、血虚导致的“心不藏神”等。另外，大家要注意，颈椎病变而导致压迫交感神经和椎动脉，也会引起神经衰弱和失眠。

其实，无论是上述三者中的哪一种，“瑜伽导引法”都有它独特的调节方法，用以改善这类问题。

总而言之，“瑜伽导引法”的原理就是帮助我们恢复“原始动因”，这个所谓的“原始动因”，不也正包含了人体原有的自调机能吗？

撤回眼皮，方能看到大道就在脚下

撤回眼皮，方能看到大道就在脚下，从来不在虚无缥缈之间。

某网友来信：

老师，您好！

收到您的信很是感动！能遇到您这么一位真心传道的老师，是我的福缘。

曾读到这样一段文字："怎么确定老师的资格？怎么知道自己有没有跟对师父？…… 这些问题没有固定的答案，答案在你心里。你的态度某种程度决定了你会找到什么样的老师，会学到什么东西。当我们怀疑老师的教学时，也许问题正出在自己的骄慢上；当你把自己完全交给老师时，也许只是想逃避为自己负责。"

老师手里有宝藏，要想得到，必须付出真诚、谦卑和坚韧。

习瑜伽前，一直在用所阅读的心理学知识和星象知识作自我探索，对自己的心理坑洞与创伤有了一定的认识。然而，虽认识，却难以疗愈。

跟您修习瑜伽后，对自己的起心动念，越来越能在当下加以觉察。更重要的是，有能力为自己的负面情绪真正负起责任来，和它共处，任它像流水一样在身体里流过，而不发之于外。

我懂得了爱自己的很重要的一步是修养我们的身体，这样才有能力去爱家人、朋友和世界，因为"爱"是需要付出很多的力气和心思的。瑜伽让我有能量和家人同心协力，面对去年生意的亏损，现在虽还没完全渡过难关，但已开始好转。

经过这一年的练习，我有点明白老师曾经对我说的：身体没有高深而神秘的境界，只是全然的放松、放下。这世界，最近的距离是身和心的距离，然而最远的距离也是身和心的距离。要让身心完全合一，就得破除隔在中间的各种杂念与隐微难察的欲望，还有身体经络的堵塞。要“破相”，就得放下。放下各种分别、执着与渴求改变。就像宇宙包容万物，任一切来去自由一样，觉察并包容着自己内在的一切……

“破相”最难的两步：一是看破；二是放下。

近段时间，感觉呼吸是由身体在指挥，而不是“我”，而体式由呼吸引导，也就由身体在引导，偶尔竟会忘记下面该做什么，这时就更明白了为什么要跟练了。

另外，感觉体内痰很多，特别是在练放松术时，能感觉胃部都有痰，不知正常否？

看到了老师新增加的课程，不知我可学习哪些？请教老师。

最后，送上学生对老师的敬意和祝福！

文道回复：

一路走来，看到你身心状态的变化，由衷地为你感动高兴。

首先，你能不再刻意追逐神秘而虚幻的意识，这才是“入道”的良好开端，因为向来就是“大道至简”，“道”就在脚下，仰天向上看到的都是浮云。撤回眼皮，方能看到大道就在脚下，从来不在虚无缥缈之间。

《心经》与《金刚经》都在告诉我们，连智慧也不可得，啥意思？“所得心”里没有智慧，连智慧都是自性当中“生”出来的。怎样才能生出智慧呢？只有清净心。

因此，“八支分法”瑜伽所要做的大量工作都在前面的“六支”

当中，也就是说前面的“六支”都在修“戒”，所谓戒、定、慧，后面的定和慧不是你能求来的，只有当“戒功”到位，清净心升起后，最后的“两支”——“禅定”“三摩地”方能油然而生，所以称它“无为法”。

好了，套话就不说了，起码现在你对瑜伽是开始入门了。你能感受到呼吸是由身体在引导，证明你对“内功”有了一些领会。

要知道，历代练武之人，常常被一个“以意引气”搞得五迷三道，往往不得其解，错误地认为就是用大脑的意识去控制、操纵气息的吐纳，其实大错！就好比我们常常错把“运”和“动”混淆了一样，多数人也会对练功当中的“意”和“识”混淆不清。“意”为何意？“心上之音”也。因此，“意”本无为，“识”为有为。你看，“识”为何意？“只”是语“言”说出来的东西，有“识”无心。

因此，实练瑜伽最直接的受益方法就是跟练，跟练用的是心“意”，有经验的老师直接引领你“静听心音”，静听不同功法带给你的不同心音，这正好符合“闲心而劳形”，这样能够使你直接获益。

而参加专业培训呢？就是“识”的范畴了，了解、见识、方法。两者结合在一起，这也是一种阴阳合一、身心合一的学习方法。但即便是参加过专业培训的人，多跟练也只有好处，没有坏处，便于你用心领悟，而不是用“识”分别。即便是我们的专业老师平常也都在长年“跟练”。

若身体受过外伤，应如何练功？（1）

长期气脉流通受阻的通道，缺乏气血滋养的脏腑，自然就会每况愈下，并且滋生瘀血，进而发展成囊肿、增生、结节、肿瘤等病理产物。

最近，有朋友反映，当练习某些特定功法的时候，会出现诸如脚踝、膝部或者肩肘、手腕这些关节部位疼痛的现象。比如，在练习脚踝运转功法的时候，出现比较明显的脚踝疼痛；有的人在做“半莲花膝部练习”或者“骆驼式”等功法的时候出现膝部疼痛。

追溯过往，不少会员会想起自己曾在很多年前受过外伤，扭伤、撞伤，甚至有的会员反映自己十几年前脚踝发生过粉碎性骨折。

类似的情况，在很多练习者的身上都有发生。也有一部分人，因年头较长已经渐渐淡忘了自己曾经的肌腱扭伤、跌打损伤，或许平常不运动的时候反应并不明显，甚至没有任何反应。但是，反而在练习一段时间的“瑜伽导引法”之后，疼痛渐显或者突显出来了，因此想了解：

这是怎么回事？

是不是旧伤发作？

能不能继续练功？

是否应该停止某些功法的练习？

这些问题问得好，下面就此问题解答这些朋友的疑问。

首先，在中医看来，凡是受过外伤（无论是扭伤、拉伤，还是跌打损伤）后，必有瘀血形成，即使不是开放性的外伤，也会使血液离经而造成瘀血，这种瘀血中医称它为“离经之血”。

虽然大多数情况下，伤处看似已经痊愈，平常不去刺激它的时候，也未感到疼痛或者不适，但实际上这个地方的气脉、血脉还是有一定程度的瘀滞不畅，而通过一段时间的功法练习又开始显现出来了。

原因是“不通则痛”，调节原理当然就是“通则不痛”了。

要知道，在处理外伤的问题上，西医和中医有一个最大的不同，西医骨外科只负责接骨、消炎止痛。但你要清楚，当你的骨头受伤的同时，也势必连带着周围相关的肌腱、血管、神经等软组织一起受到不同程度的损伤，但是这些问题就不是骨科、外科医生的治疗范围了。因此，凡受过外伤的人，基本都有两大遗留问题——第一，瘀血；第二，软组织粘连或结节。我们称其为“伤痕记忆”（类似陈旧性疤痕的后遗症）。这些都是导致关节疼痛、运转不灵、局部强直、僵化等慢性陈旧性伤痛的原因，程度不同、刺激因素不同而已。

如果没有深入解决离经之血、活血化瘀、筋膜弹性等问题，终究还会造成一系列的不良反应，即使不在旧伤上出现疼痛，也依然会影响经脉、气血的通畅，而引发其他问题。

比如，我的一位朋友，医院让她做检查，检查到哪里，哪里就被查出“异物”，肝、胆囊等，不是囊肿，就是增生、息肉，子宫肌瘤、卵巢囊肿就更不用说了，中焦、下焦几乎没有好地儿，甚至常常出现崩漏。西医坚持手术，中医说她气血两亏不宜手术……

在一次偶然的聊天中，她说自己既恐惧又矛盾，矛盾的是，如果做手术的话，那还不得变成“千疮百孔”啦，恐惧的是已经不敢检查身体了，查哪儿哪儿“中标”。

我一边听着她的描述，一边就在寻找这些疾病的“共性”。我问她：“你平常怕冷吗？”她说非常怕冷，广州这么热的气候，她都还怕冷。我说：“看来你是阳虚型体质无疑了。”

聊着聊着，不知怎么聊到了“肾主骨”和“命门肾火”的问题，结果在我的提示下，她突然想起自己早在十几年前发生过车祸，第二节腰椎粉碎性骨折，而且从那以后身体就每况愈下，并且开始虚胖。

这第二节腰椎下不正是“命门”之所在吗？

“腰为肾之府”，伤筋动骨加“命门火衰”，岂能不肾阳虚？阳虚体质，身体里缺少了“太阳”，万物如何生长？而阴寒收引、凝滞，岂能不引发血瘀？因而导致多条经脉不通、血行不畅，愈加气虚，缺少气的推动，便更加无力温化、温通身体的通路，而导致气虚血瘀，这恰恰违背了“骨正筋柔，气血以流”的原理。长期气脉流通受阻的通道，缺乏气血滋养的脏腑，自然就会每况愈下，并且滋生瘀血，进而发展成囊肿、增生、结节、肿瘤等病理产物。

可见，辨证一定要追根溯源，找出源头。

若身体受过外伤，应如何练功？（2）

伤后所形成的“陈旧性疤痕”往往因血瘀而引发疼痛，因筋骨得不到滋养，而导致骨不正、筋不柔以及活动范围受限的问题。

因此，在对待跌打损伤的问题上，中医特别强调活血化瘀。

另外，不可忽视的是只有“骨正筋柔”，才能“气血以流”。

所以，这些人在练习部分特定功法的时候，会出现旧伤疼痛，还有的人并不一定在患处疼痛，而是因患处导致血瘀、经脉不通，而引发其他部位的牵引疼痛等，都是有可能的，这叫“连锁反应”。

这种情况为什么会在练习“瑜伽导引法”的时候出现呢？

俗话叫“发”出来了。其实，还是那两个字——不通！

练习“瑜伽导引法”具有两大功用：其一，导引气血、疏通经络；其二，强筋健骨（尤其是易筋、易骨）。

要知道我们为什么再三强调正确的“跟练”呢？因为，一般人很难把握好功法练习的“度”，更难在没有正确引导的前提下，练成“内功”。因为，错误瑜伽既然可以造成伤害，当然就更加难免会对“陈旧性外伤”造成二次损伤。我就曾多次帮助一些人调理过这一类的“瑜伽伤害”，基本都是因一些瑜伽教练不懂内在修炼的正确方法而错误地导致了人为伤害。

相反，跟练“瑜伽导引法”的人则不用担心自己出现或者引发这一类型的疼痛，只要按照提示、引领、指令用心跟练，量力而行，非但不会造成伤害，而且可以达到上面所说的两大功效，通过温通经脉和易筋、易骨的原理，逐步解决血瘀和骨正筋柔的问题。其实，帮助那些遭受错误瑜伽伤害的人进行调节的方法，我所运用的也正是传统导引术本身的调节功能，以达到按跷和导引的双重功效。

比如，膝盖疼痛的人，则要多给他配伍立脚掌的骆驼式。

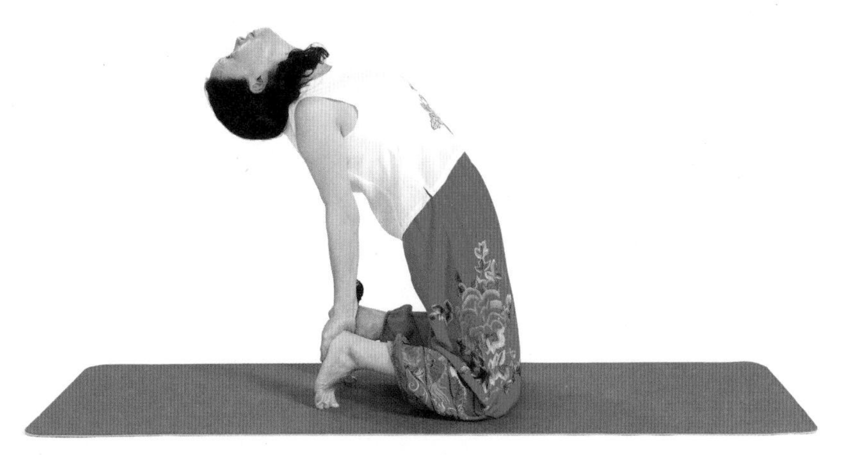

骆驼式

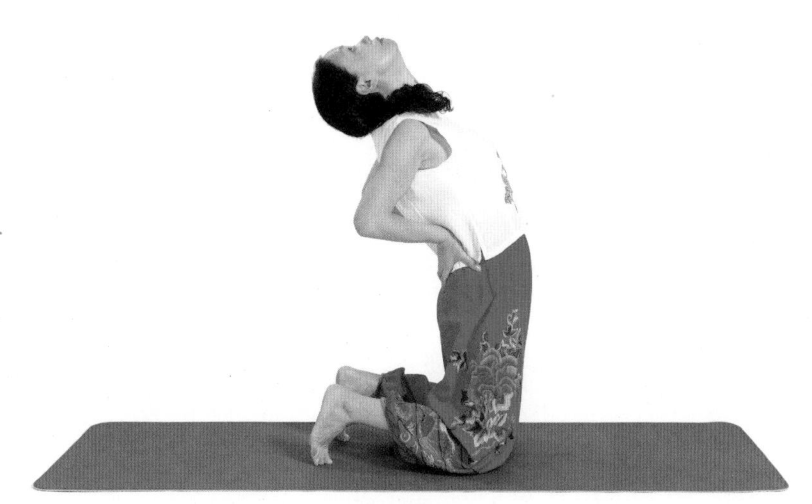

降低难度

曾经有两位中年会员，膝盖痛到了不能跪练这个功法的程度，更是惧怕立起脚掌练习（加大膝盖的压力）。我告诉他们如果要想治好这个毛病，就要慢慢地、有意识地练习立掌骆驼式，以达到导引气血、活血化瘀的目的。结果一个多月之后，收效非常好，膝盖痛的毛病也改善了。

这个功法不仅是为了刺激膝盖，关键是“肾主骨”，而立掌时可以刺激位于脚部的肾经和多个重要的穴位。而且“膝为筋之府”，肝主筋，因此这个功法自然可以激活“骨正筋柔”的源泉——肝肾，促进其筋骨康复的功能。

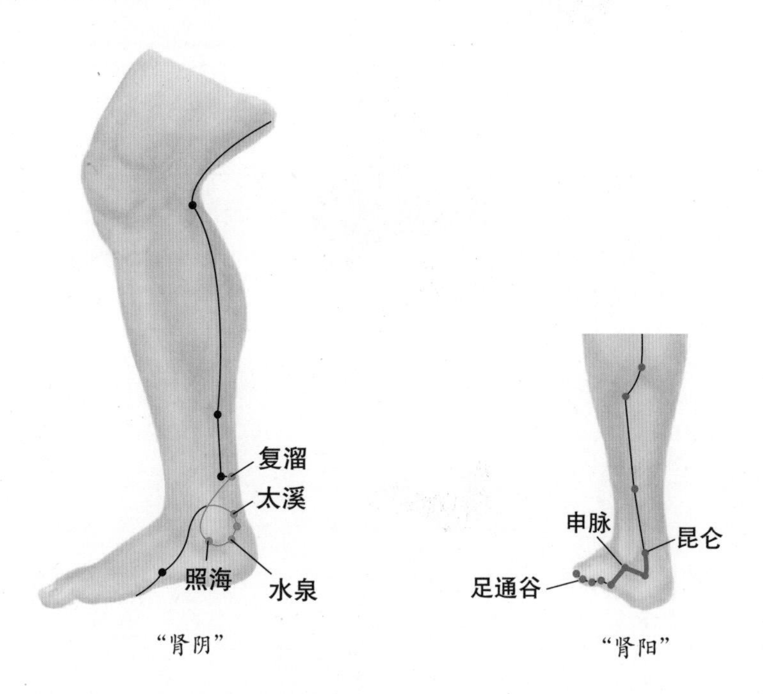

“肾阴” “肾阳”

而无论是脚踝疼痛，还是膝关节疼痛，肩关节、脊椎关节疼痛，还是胯骨轴部位疼痛等，只要认真练习整套功法，里面都有与之相应的调节功能。而且，整套功法的配伍都必须考虑到身体的整体性、关联性。因此，对于旧伤修复，都会有其良效，甚至包括一些开放性创伤，包括手术刀疤所形成的结节、增生、硬块，长期修炼“瑜伽导引法”都会得到不同程度的改善，起码可以起到导引气血、滋养肌体、软坚散结的作用。

但是，内调很重要，还是那句话：练成“内功”才有效！

做你该做的，让身体做它该做的

练功时体会身体的感受并没有错，但是如果人为地、想当然地、用意识去“引诱”自己的感受就错了。

某会员留言：

读了老师《练功须讲究“火候”（2）》一文，有一丝体悟。的确，潜意识里期望自己能很快修到一种境界，这样就有能量面对生命中的所有困境，于是在练习中潜意识就会非常隐秘地、让人难以觉察地发出指令。比如，老师一再强调，在一个体式结束的放松中，只管去放松，不要刻意去感觉身体里的气流的流动，然而妄念就会让潜意识随引导语去调动体内气流，以期达到一种境界，而这种“妄念”在修炼中又很难被觉察。

老师一再强调：只做自己该做的，身体会去做它该做的。我的体悟：放松全身时，自己就只管全身放松，等体内气血充盈到一定程度，它自然会顺着经络运行，而要使气血充盈，就必须扎实练习。不知对不对？

文道解析：

练功时体会身体的感受并没有错，但是如果人为地、想当然地、用意识去“引诱”自己的感受就错了。跟着老师的引领没有错，因为我们的引领会十分注意正确的心法引导，犹如催眠师将你一步步地带入一种放松而又警醒的状态，你越是懂得跟练（跟着引领走），就越容易放下你的杂念，因为正确的引领意图与你当下所练之功是完全合一的，它会直接导致你身心合一。除非有的瑜伽教练不懂心法，引领时人为地浅入“深”出、节外生枝。

而你过去的错误在哪里呢？

恰恰正是远离了当下的“跟练”引导，自行走入一种以大脑意识想当然所产生的妄念在自我“臆授”，而且还不自知，这就导致了身心的不合一——身体在练功，心在妄动。

原本人人都有妄念，这本身并不可怕，就像对待“小人”一样，不理会它就行了，而你这种“妄心”是“头上按头”！而且你还要把自己的妄念合理化、高深化，认可这是自己渐入佳境的高深反应，你的意识当中一直在追逐这种“高人感”（所谓的“境界感”），这就导致了你的功态越来越不接地气、虚无缥缈。

比如，你曾经留言告诉我们这样一段话：“老师：我有生以来排便从来没有像昨天和今天这样畅快过。感觉大肠从右往上、向左往下蠕动，大便先成形，后较稀，且特别多……”如果对于一般人来说，谈到“我有生以来排便从来没有像昨天和今天这样畅快过。大便先成形，后较稀，且特别多”，这是再正常、再好不过的事了，我们也会为你练功所获得的实效而感到高兴。而您的独特之处就在于“感觉大肠从右往上、向左往下蠕动……”这明明是你在用自己所获得的结肠走向的知识，暗示自己“理论上”的排便功能。其实，升结肠→横结肠→降结肠只不过是排泄物经过的方向而已，这并不是它蠕动的次序，它是同时蠕动的，况且大便排出之时已经到了直肠。而你怎么会人为地赋予自己那么神奇的“功能”？你把自己的医学常识，通过妄念强行输入、强加、编织进自己的“感受”之中。

这些事情本身不重要，重要的是你说你排个便都要过于执著于太多的“功能”，太累了，心思动得太多了，这叫“过敏”，也是一种“著相”。希望你能学会一点“视而不见”，不是要你装，这个“见”就是《金刚经》中所说的“我见”，也就是一种“执迷”，而且不难看出这种“我执”已经渗透到了你生活的方方面面，非但不能助你，这些隐性的东西反而会让你事与愿违，不开智慧不说，就身体而言，这样也会导致气血阻滞、能量消耗。

身体当中由于练习“内功”而出现热流感，这是好事，原先没有，是因为气脉、经络不通，或者阳气不足，因为“气为血之帅”，血之所以是热的，正是由于阳气的温煦作用，出现了热感，证明气脉通了，气血到了，至于接下来身体的问题、功能的恢复，就是由气血这味“大药”自己去解决了，这也叫“无为”，这也正是它超越了催眠术（利用暗示）的地方，中医与瑜伽心法结合，更加“合道”。

你这次的确有所领悟了，非常对！做自己该做的，才能让身体做它该做的。结肠如何蠕动，是由气血运行的规律决定的，我们该做的最好方法就是顺势而为，这才是一个懂“道”的人该做的。

另外，可以多练习一些肝“筋”调理功法，因为在中医看来，这种对于身体过于敏感的人，多数肝血、肝阴不足，中医认为这类情况一般“责之于肝”，因此可以通过这套功法的修炼，达到柔肝、养肝的功用。

除此而外，休息的时候可以多进入在线修炼的“静心室”，选择自己喜爱的静功，无论是放松术、能量催眠、静心音乐，还是几分钟的自觉功、身心放松功、腹式呼吸等，只要放松享受就行，不要赋予自己太多的“浪漫想象”，尽力使你的心回归平湖如镜的状态。这样，不仅可以帮助你静心、净心，还能帮助你养阴、引气下行，消散身心当中不必要的负担。

祝你轻松、快乐、健康、自在！

放下执著，轻松练功

练习瑜伽是正确的生活方式之一，就像你每天要定时吃饭、睡觉一样的正常。

"太阳花"（留言）：

你好，我在修炼过程中遇到一些问题，想请教老师。

首先是练习方面的：

1.预备功法中的第二个动作像划船一样转大腿时候，另一条腿也会跟着动，正常吗?

2.单腿交换伸展式，要求不是压腿，大腿要放松，可是我的腿有明显抻拉感，大腿内侧还有点疼，如果放松腿就不能伸直，不知道伸直的那条腿可以弯曲膝盖吗?

3.三角伸展式，压肩膀的动作，压下肩膀的时候胳膊是不是也会下移？向左侧压时，左手是不是不用用力，放在腿上就行?

4.颈功：极限处放松是不是胳膊也是放松的，不是极限处时，胳膊是放松的还是用点力抻拉的?

其次是一些身体感觉方面的，我只把感觉明显的几天记录了下来：

2014年3月11日：开始练完老是打嗝，左手发麻，右侧嘴角上方一跳一跳的。

2014年3月17日：修炼，有时打哈欠，练完后全身轻松，下午一直感觉胃的上部有东西堵在那儿，不舒畅，右侧脖子感觉肿胀僵硬。昨天打哈欠，像老师描述的脾气虚。

2014年3月18日：今天有点心不静，刚开始练的时候就一直打哈欠，还流眼泪，中间有间断，后面放松术时快睡着了，放松的时候手臂有气流鼓动感，今天打哈欠，像老师描述的肾气虚，今天右边嘴角上方有一跳一跳的感觉，时间很短，右侧脖子还是有肿胀僵硬的感觉。

以上出现的打嗝，打哈欠，看过老师的分析后大概明白了原因，其他的现象麻烦老师帮忙分析一下，我是哪儿出了问题？还是正常现象？谢谢！

文道解析：

这位朋友，您好！

练习瑜伽只是锻炼身体，调节身体机能，而不是吃药、治病，瑜伽本来就是帮助人精神放松的运动方式，您为什么非要赋予它这么沉重的负担？

练习瑜伽是正确的生活方式之一，就像你每天要定时吃饭、睡觉一样的正常，而且你说的这些“问题”根本就不是问题，这说明你在生活当中也是一个太容易紧张的人，这本来无事，您又何必要思虑、自扰呢？

恬淡虚无、精神内守、以静制动，您做不到，最起码也别在练功的时候如此过度的执著、放不下吧？才练习几天，动作不到位不是很正常吗？所以才要修炼嘛！

天啦！你的心思全在记忆这些琐碎无比的事情上了，哪还有气血、心境用来练功？简直是无谓的暗自伤神。连打哈欠、流眼泪、右嘴角跳了一下、左手麻了一会儿、打嗝、气流鼓动了一下、腿跟着动了一会儿等，都记得如此细致，您老盯着它干吗，您不觉得累吗？

我的书上写了，网站上的多篇文章也说了，视频讲座也讲了，《黄帝内经》也说了“闲心而劳形”，现在人是反着来，才得病的。所以，连现代医学都认为，如今大多数的慢性病和癌症都是“心身疾病”。

思伤脾，你无谓的思虑太多了，太细致入微了。怎能不脾虚？

请别嫌我说话尖锐、不客气，这叫“快刀斩乱麻”，不棒喝，很多人回不了“岸”，而且类似的现象还不少，我这样讲清楚，希望您和大家都能明白——动作是否到位不重要，重要的是自自然然地跟练就行。

你要是不走神都入禅定了，你要能做到“物我两忘”就不需要练瑜伽了，刚开始走神太正常不过了，所以要练嘛！你就干一件事——让身体跟着老师的引导练功就行。别琢磨这么多，更不要再叙述得那么仔细，这叫“头上按头”，杂念上加杂念，“杂念”已经过去了，不要再抓住不放了，你老是琢磨它、惦记它干什么？这不是自己跟自己捣乱嘛！

不少瑜伽入门书里都说，运化功能不受你的意识控制，所以，我总是苦口婆心地念叨“做自己该做的，让身体做它该做的”。

说多了，恐怕你也乱了，总之，简单一点就好了。不要由着自己的胡思乱想漫无边际，成天被它牵着鼻子走，这样下去你就失去自我了，你的心就做不了主了。

复杂的不容易做，简单的还不容易做吗？要学会做减法。把跟练瑜伽当吃饭、睡觉一样的简单和正常。身体的自调机能是在练功时潜移默化当中产生的。

记住：简单、简单、再简单！

“太阳花”（回复）：2014年5月12日

老师：您好！

向您汇报一下我近期的修炼感受：

修炼基础功法近两个月了，刚开始跟练的时候，不是放松跟不上，就是呼吸跟不上老师的节奏，搞得自己很紧张，还会胡思乱想的，幸好及时咨询，感谢文道老师的当头棒喝，把我从邪路上拉了回来。

最近慢慢有一点体会了，感觉练功过程自然了许多，往往练着练着就听到文道老师的声音“好，我们来练习最后一个功法”，咦，这么快就结束了？而且在一些体式上也感觉很舒服，比如双腿背部伸展式、婴儿功、骆驼式、眼镜蛇功法，都想多停留一会儿。

最后一个功法，刚开始的时候是做不了的，现在也能做了，也体会到了和以前不一样的全身放松，当然还有很多体式自己还做不到位，也没什么体会和感觉，但是我相信文道老师说的“做自己该做的，让身体做它该做的”。

“用心不用脑”

练功其实就是“照镜子”的过程，不是在镜子上画上“最新最美的图画”。

林（留言）：

老师：

我有生以来排便从来没有像昨天和今天这样畅快过。感觉大肠从右往上、向左往下蠕动，大便先成形，后较稀，且特别多。

睡眠亦趋良好，晚11点左右入睡，一觉到早晨6点20分闹钟响。

文道回复：

可见瑜伽修炼不是一蹴而就的事情，累积的正是修炼的过程。继续努力！

但是，我还是要再次提示你，再放下一点儿，内守虽没错，但不等于“思”多，妄念、执著将是修炼最大的障碍。“大道”向来“至简”，著相与复杂终将离智慧越来越远，这是定法，也是你的最大问题和最大障碍。

排便畅快的感受你可以尽管享受，但是以后少一点一会儿左边如何、一会儿右边怎样的“神道”感。

练功用心感受即可，不要再加杂念意引，思虑过度，起码伤神、劳思、耗气血，何况意识以及知识不是用来支配感受的，它只能发现和体会感受。所以，你的“自我”要与“原始动因”（真实的、原原本本的感受）结合，而不是大跳至意识及学到的知识上，用肠道运行的知识来指挥你的感受，这是大忌！瑜伽本无事，如果偏要“庸人自扰”，这就离道了。

望你早日突破，学会真正的“以静制动”，让你的意识多一点减法、除法，少一点添油加醋，俗话说得好：“多一事不如少一事。”脑子里盘算的事少了，放下了，心就清净了，人也会感到轻快的。练功其实就是“照镜子”的过程，不是在镜子上画上“最新最美的图画”。

慢慢来，不是急的事儿，毕竟功是用来“炼”的。

这也是“瑜伽导引法”要求从跟练开始的原因——帮助你学会“用心不用脑”，直接“照镜子”。